U0390418

乳腺疑难病例诊治实践

Diagnosis and Treatment of
Intractable Cases of Mammary Gland

主　编◎鲁培荣

副主编◎邓正军　李娅琳　陈　敏
　　　　齐云香　何莉雅

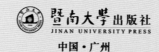

暨南大学出版社
JINAN UNIVERSITY PRESS
中国·广州

图书在版编目（CIP）数据

乳腺疑难病例诊治实践/鲁培荣主编．—广州：暨南大学出版社，2022.12
ISBN 978 - 7 - 5668 - 3533 - 8

Ⅰ.①乳… Ⅱ.①鲁… Ⅲ.①乳房疾病—诊疗 Ⅳ.①R655.8

中国版本图书馆 CIP 数据核字（2022）第 196989 号

乳腺疑难病例诊治实践
RUXIAN YI'NAN BINGLI ZHENZHI SHIJIAN
主　编：鲁培荣

- -

出 版 人：张晋升
责任编辑：曾鑫华　彭琳惠
责任校对：苏　洁　黄亦秋
责任印制：周一丹　郑玉婷

出版发行：暨南大学出版社（511443）
电　　话：总编室（8620）37332601
　　　　　营销部（8620）37332680　37332681　37332682　37332683
传　　真：（8620）37332660（办公室）　37332684（营销部）
网　　址：http：//www.jnupress.com
排　　版：广州市天河星辰文化发展部照排中心
印　　刷：深圳市新联美术印刷有限公司
开　　本：787mm×1092mm　1/16
印　　张：15
字　　数：220 千
版　　次：2022 年 12 月第 1 版
印　　次：2022 年 12 月第 1 次
定　　价：88.00 元

前 言

对成年女性来讲，乳房是非常重要的器官之一。乳房是女性的"第二张脸"，拥有一对两侧对称、大小适中、丰满圆润、富有弹性的乳房是女性健康、美丽的重要标志。然而，自然因素和人为因素导致了乳房出现各种不同的疾病，使乳房成了疾病重灾区，严重影响和威胁着女性的身心健康，有的女性甚至因此失去了乳房或生命。

本书以维护女性身心健康、不断提高乳腺疾病的诊治水平为目的，从笔者四十余年在乳腺外科临床实践诊治过的数以万计的乳腺疾病病例中，精选出数十例典型的乳腺疑难病例，通过讲述每个病例的病因、病情特点、诊治方法、难点、要点、创新点及思维方法，为读者提供参考和借鉴。

本书的特点如下：一是为原创作品，以笔者亲自诊治过的各种乳腺疑难病例的真实纪录和诊治前后的图片为基础，以图文的形式展现，有些病例和图片是相当罕见和珍贵的，这些病例和图片将会给读者留下深刻的印象。二是展现了各种各样的乳房整形美容失败导致各种严重并发症的疑难病例的诊治方法以及手术治疗方面的创新点。三是面对乳房整形美容失败而导致各种严重并发症的疑难病例，本书展现了由整形美容科、乳腺外科甚至是胸外科的技术专家共同参与、共同制定、共同实施的诊治过程。四是展现了在正确地诊治病人乳腺疑难疾病的前提下，尽量保护和重建乳房，达到为病人既治疗乳腺疾病又保证乳房形态美的双重效果。既实现诊治各种乳腺疾病"雪中送炭"，又给乳房整形美容"锦上添花"，展示的效果是整形美容科和美学、艺术相结合的美好佳作。

本书适用于乳腺外科和整形美容科的各级专业技术人员学习参考，同时也给那些追寻乳房外形美观的人士提供参考。

本书在编纂形式和内容上是一种新的探索，以实践为导向，结合相关理论，把笔者诊治过的部分疑难病例分门别类，图文并茂，将大量深奥的专业知识通过大量的真实图片展现在读者面前，方便读者阅读、理解。

由于作者水平有限，本书难免存在着许多不足和错误之处，恳请广大读者批评指正！

鲁培荣

2022 年 10 月

目　录

前　言 ……………………………………………………………… 1

第一章　总　论 …………………………………………………… 1

第二章　各种疑难病例诊治实例 ……………………………… 6

第一节　102 岁超高龄乳腺癌病人的诊治 ……………… 6

第二节　老年局部晚期乳腺癌的诊治 …………………… 13

第三节　左侧乳腺癌术后、右乳头溢血的诊治 ………… 24

第四节　老年双侧乳腺癌的诊治 ………………………… 27

第五节　乳腺癌保乳术后即时行乳房重建术 …………… 33

第六节　左侧乳腺癌保乳术、右乳成形术 ……………… 38

第三章　罕见乳腺叶状肿瘤诊治理论与实例 ……………… 43

第一节　乳腺叶状肿瘤诊治理论基础与现状 …………… 43

第二节　年轻女性左乳巨大叶状肿瘤的诊治 …………… 46

第三节　罕见的乳腺巨大叶状肿瘤 ……………………… 50

第四章　乳房注射隆乳术后并发乳腺癌的诊治 ……… 60

第一节　胸部注射奥美定的五大并发症 ……… 60

第二节　双乳注射隆乳术后乳腺癌的诊治 ……… 61

第三节　双乳注射隆乳术后注射材料广泛游离的诊治 ……… 71

第四节　双乳注射隆乳术后左侧乳腺癌的诊治 ……… 79

第五节　双乳注射隆乳术后右侧乳腺癌的诊治 ……… 88

第五章　乳房注射隆乳术后各疑难病症的诊治实例 ……… 95

第一节　双乳注射隆乳术后双乳巨大的诊治 ……… 95

第二节　双乳隆乳术后前胸壁流脓的诊治 ……… 102

第三节　注射隆乳术后左锁骨上窝肿块的诊治 ……… 107

第四节　注射隆乳术后右锁骨上窝肿块的诊治 ……… 115

第五节　注射隆乳术后双乳不对称的诊治（一） ……… 127

第六节　注射隆乳术后双乳不对称的诊治（二） ……… 134

第七节　注射隆乳术后双乳下垂的诊治 ……… 138

第八节　双乳注射隆乳术后乳房严重畸形的诊治 ……… 144

第九节　注射隆乳术后合并严重感染的诊治 ……… 156

第十节　假体隆乳术后右乳头溢血的诊治 ……… 165

第十一节　假体隆乳术后左乳多发肿块的诊治 ……… 169

第十二节　双乳注射隆乳术后注射物游离至右腋动脉周围的诊治

……… 175

第十三节　双乳注射隆乳术后右乳感染反复流脓三年的诊治 ……… 183

第十四节　双乳注射隆乳术后 20 余年右腰腹、会阴部肿块的诊治

……… 192

第十五节　一种新型注射材料"捷克水分子"对乳房的危害

……… 199

第六章　取双乳注射材料手术中大出血休克病人的救治 ……… 208

第七章　微创技术在取双乳注射材料疑难病例手术中的应用
　　　　……………………………………………………………… 212

第八章　乳腺癌及其外科治疗进展 ……………………………… 218

后　记 ………………………………………………………………… 232

第一章　总　论

乳房是人体重要的器官之一。

女性乳房的主要生理功能是产生乳汁、贮存乳汁、哺乳，为下一代生命的生存、生长发育提供非常重要的条件。

随着人类的进化，社会的进步，乳房所扮演的角色越来越重要。除了哺乳之外，乳房还作为女性的重要性征之一，成为女性的"第二张脸"，是女性形体美的重要组成部分，也是女性的自信之源。

对于一个现代女性来说，无论乳房不对称、过大、过小或松弛，都会影响乳房的外形，从而影响着女性的自信心。

年轻女性因乳房不够饱满而烦恼，年长女性因乳房变形下垂而感到恐慌。

对于女性而言，无论处于人生的哪个阶段，乳房的疾病和形态变化都可能成为女性的心结。

因此，乳房的各种疾病和人为因素随时都有可能伤害这一敏感区域，各个年龄段的成年女性是临床高发人群。

乳房的发病率是相当高的，特别是乳腺癌，其发病率在逐年增高。据世界卫生组织国际癌症研究机构（IARC）发布的2020年全球最新癌症负担数据显示，全球乳腺癌新发病例高达226万例，死亡数为68万人[①]，乳腺癌的

---

① 资料来源：https：//baijiahao. baidu. com/s？ id = 1688188942660767578&wfr = spider&for = pc.

发生率以每年 0.2% ~ 3% 的幅度上升。

值得庆幸的是，随着医学科学的发展，人们防癌治癌的知识水平普遍提高，多种乳腺疾病特别是乳腺癌的防治已经取得了可喜的效果。

乳腺癌的死亡率逐渐下降，特别是早期诊治的乳腺癌，5 ~ 10 年的生存率达到了 90% 以上。

随着医学的发展，逐渐把"乳腺癌"作为慢性疾病来管理。乳腺癌晚期的治疗目的是控制疾病的进展，改善患者的生活质量，延长病人的生存时间，根据病人的具体病情采取个体化治疗手段和药物治疗，使部分患者的生存期延长 3 ~ 5 年或 5 ~ 10 年，有的甚至长期带瘤生存。

手术是治疗可切除乳腺癌的主要治疗手段，特别是对于老年局部晚期乳腺癌病人，更要注重手术治疗。针对早期乳腺癌 ER（+）患者，采用肿瘤局部扩大切除或加前哨淋巴结活检术（SLNB），术后加或不加放疗，辅以内分泌治疗可达到满意控制肿瘤的效果。针对局部晚期乳腺癌或肿瘤较大及 ER（+）患者，可采用第三代芳香化酶抑制剂行新辅助内分泌治疗，肿瘤缩小后采用缩小手术切除范围的术式。

针对全身复发性转移的高危及 ER（-）患者，如体力情况尚好，可化疗。

然而，由于每个患者的病情和心理以及所处的社会环境都存在着各种各样的差异，所追求的目标也不同。

虽然医学科学的发展，乳腺疾病的诊治水平不断提高，乳房美容的技术和效果一直在不断地进步和发展，但是还难以满足现阶段广大乳腺疾病患者和乳房求美者的需求。

科学的发展是无穷无尽的，医学是一门生命科学，也在不断发展和进步，以求适应人类社会发展的需要。任何一种科学，在发展过程中，都不是一帆风顺的，要经过无数科学家、专业人员，一代又一代人不懈的努力奋斗，突破各种瓶颈，才能取得新的成果、新的发展。医学科学的发展也是如此，乳腺病的诊治和乳房整形美容专业的发展也不例外。

由于医学科学事业的不断发展，各种新技术、新疗法、新药物不断出现，许多原来认为是不治之症的疾病如今能得到及时有效的治疗，使广大患者从中获益。

伴随着医学科学的发展，在医学界里的一些伪科学不断出现，一些不法经营者打着所谓"新技术、新产品、新材料"的旗号，为了经济利益，在医学界特别是在整形美容界盛行一时，使无数的求美者深受其害。

时至今日，在医学界，特别是整形美容界，那些伪科学依然给广大爱美人士带来无穷的后患。例如在20世纪90年代初盛行的奥美定注射隆胸，使成千上万的爱美女士陷入了黑暗的深渊，导致了身体的疾病。有的因此双乳病变和变形；有的招致乳房的癌变，失去了乳房；有的因此倾家荡产，甚至失去生命。

在本书中，笔者通过大量的实例讲述奥美定注射隆胸失败对爱美人士所造成的严重影响和无穷后患，指引广大爱美人士走正确的爱美之路。

奥美定，化学名叫聚丙烯酰胺水凝胶，最早由乌克兰生产，1997年引入我国，后来吉林省出现了国产的奥美定，到2006年被国家禁止使用。

奥美定在中国市场风靡了10年，据官方数据记载，接受了奥美定隆胸的患者有40万人次，加上小诊所没有记载的病例，粗略估计病例至少有100万人，以前只用于隆胸，即便近几年在市面上使用奥美定明显减少了，但面部、腹部、双下肢注射奥美定美容的也不少见。

奥美定注射后引起各种各样的状况，包括注射物的移位、感染，还有其他不良反应，如疼痛、肿胀、免疫反应等。虽然目前还没有奥美定致癌的直接证据，但是近几年来我们在做乳房内奥美定清除手术的同时，通过病理诊断在奥美定侵害的乳腺组织中发现了癌变，确诊为乳腺癌，并同时实施了乳腺癌根治性手术的有8例。

如今，奥美定虽然在中国已禁止使用，但是，从1997年奥美定进入中国市场以后，注射奥美定隆胸造成的后果延绵不绝，有的如今甚至还在继续发酵。

面对这种情况，整形美容科与乳腺外科在专业技术方面的紧密合作、相互配合，能为同一个病人同时解决两个学科的问题，减少了病人的痛苦，减轻了病人的经济负担。然而，目前在国内医学界通用的模式是：整形美容科与乳腺外科没有业务联系，各自为政，互不干涉。比如，乳房注射过奥美定之后，引起了双乳变形，并且乳房内有大肿块需要同时治疗，病人所遇到的尴尬局面是：到了乳腺外科就诊时，接诊医生会说："你的乳房内有注射材料，不属于我们乳腺外科的专业范围，你去整形美容科诊治吧。"就这样把病人推到整形美容科。

这个病人随后到整形美容科就诊，当整形美容科的接诊医生看过这样的病人后，接诊医生会对病人解释："你的乳房内虽然有注射材料存在，但是你乳房内的肿块不是整形美容科的诊治范围……"这类病人要解决自己乳房内存在的病痛，往往需要在整形美容科与乳腺外科之间往返折腾。病人就像被"踢足球似的，踢来踢去"！乳房内的病痛得不到及时、有效的诊治，病情越拖越严重。有的病人甚至被迫到一些没有资质或不具备诊治技术条件、单纯为了追求经济效益的医疗机构医治，结果导致了病人的误诊、误治，甚至导致乳腺恶性肿瘤人为扩散，加速转移等，使病人最终人财两空。

为了能让曾经为了乳房美而注射奥美定隆胸，却在十余年后发生了乳腺肿块等各种严重并发症，甚至乳腺癌的病人得到及时、有效的诊治，笔者所在的医院——广州市某医院整形美容科和乳腺外科专家在专业方面密切合作，自2015年以来为这类病人提供优质服务，使这类乳腺疑难病患者得到正确、及时、有效的诊治，得到了病人和社会的广泛认可和好评。

广州市某医院整形美容科自2002年3月实施清除乳房奥美定手术以来，至今已完成了清除奥美定手术数万余例。

通过大量的奥美定清除手术，广大受奥美定毒害的爱美失败者挽回了损失，恢复了美丽。医治因奥美定导致的各种乳腺疾病，为爱美失败的女性们挽回自尊，甚至挽回生命。

为了能高质量服务于这类因为乳房美容而引起各种乳腺疾病的病人，广州市某医院整形美容科和乳腺外科的专家们密切协作会诊，充分发挥各自的专业特长，同台为病人手术，收到了良好的效果。

笔者从数万例诊治过的乳腺病例中，经过严格筛选，整理出具有代表性的典型乳腺疑难病例，并将病例特点、诊治方法、临床思维、主要创新点及经验教训总结后辑成本书，以飨读者。

第二章 各种疑难病例诊治实例

 ## 第一节 102 岁超高龄乳腺癌病人的诊治

一、病例介绍

病人：女，102 岁。

病人发现左乳房内肿物 10 年余，肿物逐渐增大 3 年多。肿物初始被发现时只约花生米大小，随着时间推移逐渐增大。近三年多来，左乳肿物增大至拳头大小，肿物破溃、出血，表面破溃部位呈菜花状。三年来，病人曾先后在多家医院就诊，但均因年龄太大，又有多种并存症，如高血压、心脏频发期前收缩、冠心病、肝内胆管结石、胆结石等没有得到治疗，因此病人左侧乳房内的肿块进行性增大未得到遏止，合并出血，威胁着病人的生命。

2021 年 8 月 10 日，病人来到了笔者所在的广州市某医院外科就诊，笔者接诊了此病人，收住院治疗。

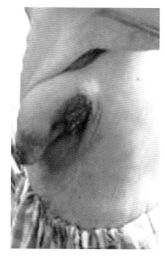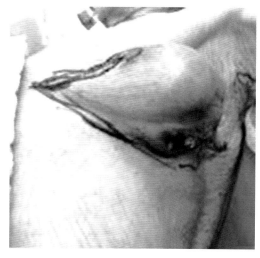

图 2 - 1   102 岁局部晚期乳腺癌病人手术前状况

二、入院后查体

双侧乳房不对称，左乳房外上象限、下象限可见一个约拳头大小的不规则肿块，表面可见一约 5cm × 6cm 大小范围的皮肤破溃，破溃部位呈菜花状，表面组织松脆，有坏死、渗血及渗液，肿物质硬。左侧乳腺肿块占据了左侧乳房大部分区域，可活动，与左侧的胸腔壁肌层无固定。左腋下未触及明显肿大的淋巴结，右乳及右腋下未触及肿块。

三、辅助检查

（1）胸部 CT 检查：心、肺、纵隔未见转移灶。

（2）彩超检查：左乳巨大肿块 BI - RADS 分级为 V 级，左腋下可见淋巴结。胆囊多发结石，肝内胆管结石。

（3）心电图显示：频发房性期前收缩。

四、住院诊治经过

根据患者的病史、临床特点和辅助检查结果，患者被诊断为左侧乳腺癌

（局部晚期），但未发现远处转移病灶，有手术治疗指征。

针对这位 102 岁高龄的乳腺癌病人的手术治疗，笔者查阅了相关文献和资料，均未见到有相关报道，而且这位 102 岁的高龄乳腺癌病人同时患有多种并存疾病，更增加了手术治疗的风险。为了能为本例乳腺癌疑难病患者制订出一个切实可行的治疗方案，相关科室的专业人员进行了认真的病例讨论。

五、病例讨论及其结果

1. 病例讨论

病例讨论需要解决的关键问题是：手术风险评估。

（1）本病例是一例 102 岁的超高龄老人，罹患左侧乳腺癌局部晚期，又并存多种疾病，属疑难病例。应采取什么方法进行治疗？

（2）根据各项相关检查结果，未发现乳腺癌远处转移征象，有手术治疗指征，但手术风险很高，而且既往没有对如此高龄的乳腺癌病人进行手术治疗的先例，也没有可供借鉴的经验。

（3）查阅文献没有查到 102 岁超高龄乳腺癌病例进行手术治疗的案例报道。

（4）本例 102 岁超高龄乳腺癌病人，身体各种器官的功能低下，同时又合并有冠心病、心律失常、频发房性期前收缩、胆囊结石等多种疾病。乳腺癌手术具有一定创伤性，病人身体机能状况能否耐受住手术的创伤和打击？

（5）应选用何种麻醉方法使病人渡过麻醉关？

（6）如果因为风险高而放弃手术治疗，病人很可能会在短期内因乳腺癌破溃出血、消耗、衰竭而死亡。

根据上述焦点问题，全院相关科室的专业技术人员对本病例进行了全面、认真、细致的术前病例讨论与风险评估。

2. 病例讨论结果

讨论结果有两种不同意见：

第一种意见认为：手术风险太高，病人已经 102 岁了，这么高寿的人患了局部晚期乳腺癌，没有必要治疗了，更没有必要为这样的病人冒着高风险去做手术，没有手术价值，建议顺其自然。这种意见，可能在某种程度上也代表了对高龄老人局部晚期乳腺癌诊治的基本观点。

第二种意见认为：本例局部晚期乳腺癌病人，虽然已经102岁，同时又合并有冠心病、心律失常、频发房性期前收缩、胆囊结石等多种疾病，但是病人生理年龄，特别是大脑的认知能力、反应能力、生活自理能力都不算差，而且没有发现远处转移病灶，有手术治疗指征，但手术风险相当高。如果因为风险高而放弃手术治疗，病人很可能会在短期内因乳腺癌破溃出血、消耗、衰竭而死亡。

如果进行手术治疗，病人术中、术后很有可能发生各种意外情况和各种并发症，有较高的手术风险。手术前必须做好各种术前准备，进一步完善相关检查，充分告知病人家属手术目的、手术的高风险以及手术后病人可能出现的各种不良后果。家属知情同意，签好手术知情同意书后，方可考虑手术治疗。

另外，选择适当的麻醉方法也非常重要。在这个问题上，麻醉师与手术医师产生了意见分歧：麻醉师主张用气管插管全麻，术后带气管插管送入ICU监护治疗。按常规来说，这一意见无可非议。但在全面病情分析和风险评估具体情况之后，笔者的观点是：在局部麻醉加少量静脉强化麻醉下实施手术更加安全，主要理由是：

（1）病人102岁高龄，全身各系统器官功能均低下，新陈代谢也减慢了许多。如果采用气管插管全身麻醉的话，为了气管插管成功，插管前必须要给病人预先使用多种药物，包括麻醉药和肌松药等，这些药物起效之后才能进行气管插管。

（2）病人本来已经有冠心病、频发房性期前收缩了，在气管插管的过程中，由于刺激气管引起的迷走神经反射可能随时会产生直接导致病人心脏骤停的严重后果，有可能手术还没有做，在气管插管麻醉过程中病人的心跳就停止了。

（3）各种全麻药物进入体内必须经过代谢才能排出体外，高龄病人代谢药物很慢，麻醉药物的毒副作用可能会导致病人术后复苏困难，因而不能及时拔除气管插管，病人必然会在术后带着气管插管被送入 ICU 监护治疗，用呼吸机来维持呼吸。呼吸机使用的时间越长，并发症会越多，病人可能会因麻醉并发症而死亡。

因此，在笔者坚持主张下，手术过程使用少量的静脉麻醉药和局部麻醉，并伴随生命体征监测，使病人保持在全清醒状态、基本无痛的条件下，尽快完成手术。术中必须严格控制好局麻药物的使用量，防止因局麻药物过量而产生不良的后果。

讨论的最终结果是：采纳了笔者的意见，在局麻和小剂量静脉麻醉及生命体征监护下，为病人实施左侧乳房及肿瘤切除术与左腋窝淋巴结清扫术。

术前将病例讨论的意见详细告知病人家属后，病人家属表示完全同意采取手术治疗，并积极配合。

经过了充分的术前准备后，病人于 2021 年 8 月 24 日上午被送入手术室，在局麻和小剂量静脉麻醉下接受了左侧乳房及肿瘤切除与左腋窝淋巴结清扫手术。

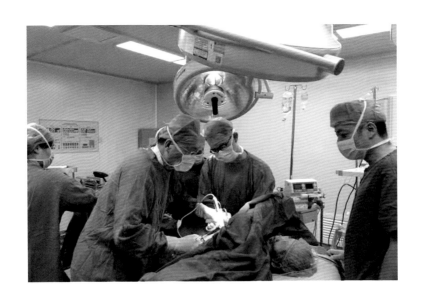

图 2-2 手术进行中

说明：病人在局部麻醉加少量静脉麻醉下手术，术中病人生命体征平稳。

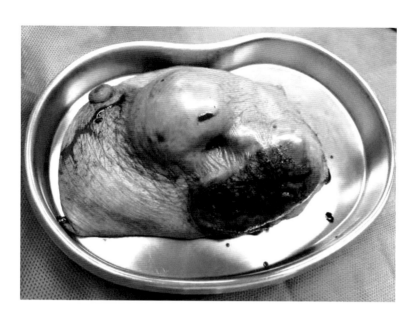

图 2-3　手术完整切除的左侧乳房及肿瘤

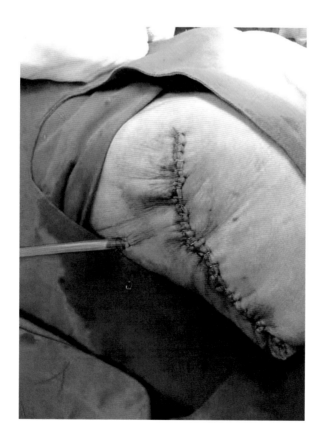

图 2-4　术后病人的伤口情况

历时两个多小时，手术顺利完成，术后病人完全清醒并返回外科病房，经过了医务人员一系列精心的术后治疗与护理，病人恢复顺利，没有出现任何术后并发症，于 2021 年 9 月 13 日高兴满意地出院了。

术后病理诊断：左乳中分化浸润性导管癌，切缘未见癌残留。

免疫组化结果：左乳浸润性导管癌 2 处，浸润皮肤，可见脉管侵犯，未见神经侵犯，切缘未见癌，淋巴未见转移。

ER：阳性（98% ＋＋＋）。

PR：阳性（90% ＋＋＋），CerbB－2：弱阳性（2＋）。

出院后随访至今，情况良好，病人生活能自理。

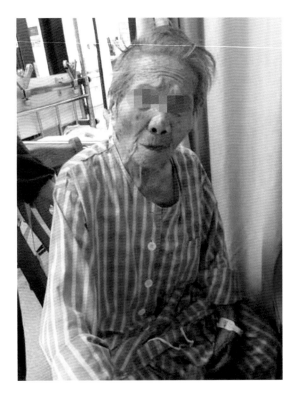

图 2－5　102 岁局部晚期乳腺癌病人术后照片

六、经验总结

本例 102 岁超高龄局部晚期乳腺癌病人手术治疗成功的主要经验总结如下：

（1）高龄不是乳腺癌病人手术治疗的绝对禁忌。

（2）治疗的关键在于术前对病人病情进行全面、系统的评估，多学科协作，制订切实可行的治疗方案。

（3）术前病人及相关医务人员做好充分准备，为手术治疗创造各种有利条件。

（4）选择正确的麻醉方式是保证手术成功的前提条件，特别是对高龄病人的麻醉选择要用适合于老年人的、创伤小的、毒副作用小的麻醉方法。

（5）在高龄病人手术中，尽量采取短、平、快的手术方法，切忌拖延手术时间。

（6）高龄病人术后管理非常重要，注重术后护理和治疗中的每一个细节。

第二节　老年局部晚期乳腺癌的诊治

一、病例介绍

病人：女性，75 岁。

病人发现左侧乳房内肿物 10 余年，初始肿物约一手指头大小，随着时间的推移，左乳肿物逐渐增大至约足球大小。近一年多来，肿物表面溃烂、坏死、腐烂、发臭（尸臭味），时而有出血，病人情况愈发严重。因年龄较大，为乳腺癌晚期，合并有糖尿病、高血压、心脏病等多种疾病，病人四处求医无门。

家属表示：因为病人左乳巨大肿瘤的表面坏死腐烂、异味较重、出血，病人家属担心会被"传染"，于是将病人单独隔离，由家属每日戴着厚厚的口罩前往送饭送水、料理生活，但同时家属也并未放弃一丝希望，始终到处打听，求医问药。

2013 年 11 月 23 日，病人家属推着坐轮椅的病人前来，泣不成声地向笔者寻求帮助。病人家属表示母亲因病痛度日如年，希望医生全力救治。于是笔者立即将病人收住院治疗。

二、入院后查体

病人呈重度贫血貌，神志清，呼吸较急促，双下肢水肿，左前胸壁可见一约足球大小的肿块，左乳已经被肿块所占据并压迫着左前胸，已经失去了正常乳房的形态。肿块表面被敷料所覆盖，逐层揭开敷料后，显露出已经变形的左乳巨大肿块，其表面呈菜花状，有溃烂坏死组织附着。肿块不断有脓液及血液外渗，散发出奇特的恶臭味。病人稍有活动或用力时，肿块表面即有鲜血涌出，即用大量凡士林油纱及敷料加压包扎止血。

三、辅助检查

（1）血常规检查结果：HGB 为 6.5g/L，HCT 为 30%。

（2）肝、肾功能化验结果：低蛋白血症，血浆白蛋白为 3.0g/L，血糖为 11mmol/L，血肌酐为 140 mmol/L。

（3）彩色超声检查结果：胆囊结石、心瓣膜功能不全、左乳巨大肿块 BI－RADS 分级为 V 级，左腋下可见淋巴结肿大。

（4）胸部 CT 检查结果：左乳巨大肿块，双肺纵隔未见转移病灶；左乳肿块与胸部肌层有部分粘连浸润。

四、住院诊治经过

根据病人的病情特点和各项检查结果，病人被诊断为老年左侧局部晚期乳腺癌合并出血、糖尿病、冠心病、重度贫血。

病人入院后，相关科室的专家们进行了认真的术前讨论与风险评估。

五、病例讨论及其结果

针对本例老年左侧乳腺癌局部晚期病人的治疗问题，确定如下治疗方案：

（1）本例老年局部晚期乳腺癌病人有切除乳腺癌组织的手术指征及可能性，但手术风险相当高。如果不做手术，病人面临极大危险。

（2）手术前必须先纠正病人的贫血和低蛋白血症，控制好血糖。

（3）做好充分的术前准备。

（4）拟定的手术方案以手术中尽快切除左侧乳房及巨大肿瘤为主。如果术中病人的病情允许，可考虑做左腋窝淋巴结清扫术。

（5）对于切除左乳巨大肿瘤及左侧乳房后造成的左侧胸壁皮肤软组织的巨大缺损，初步设想用周围的自体组织瓣以及部分右侧乳房来修复胸壁巨大缺损。

经过充分的术前准备后，先给病人分次输血、输血浆、输白蛋白，纠正病人的贫血、低蛋白血症，将血糖基本控制在接近正常范围。术前再次与病人及其家属沟通，在其签署知情同意书后，才实施手术。同时应做好术前备血。

讨论中主要聚焦了对老年局部晚期乳腺癌病人治疗的几个问题：

（1）这样一位高龄合并有糖尿病的局部晚期乳腺癌病人应该治疗，还是不治疗？

（2）用什么方法治疗？

（3）能不能手术治疗？

（4）值不值得为这样的局部晚期乳腺癌病人冒如此大的风险做手术治疗？

如何正确回答以上四个问题呢？

本例病人的诊治过程及查体结果已经给出了明确答案：那就是全面掌握病人的具体病情；做好风险评估；根据病人及其家属的需求，做出切实可行的诊治方案。对于能够接受手术治疗的老年局部晚期乳腺癌病人，应创造条件积极手术治疗，病人才能获得生存和治愈的可能。若消极等待，则后果不堪设想。

下面的照片重现本例病人手术前、手术中、手术后的情况，并附有相应的文字说明，以加深读者们的印象与理解。

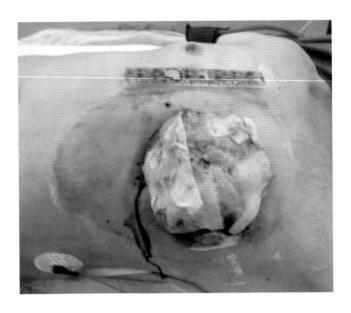

图 2-6　左侧乳腺癌病人术前照片

当面对这样一例 75 岁高龄局部晚期乳腺癌，病情危重、生命垂危的疑难病人时，乳腺外科医生做出手术治疗的决策并非易事。医生需要对病人的病情有详细的了解、分析、评估，结合丰富的乳腺外科临床经验，以宽广的医学基础知识做支撑，才能有胆量和勇气对这类病人做出手术治疗的决策。

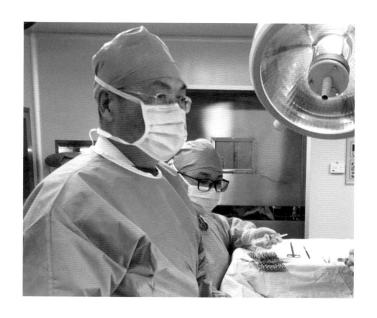

图2-7　手术前术者在思考

　　说明：手术将要开始时，术者面临巨大的挑战，认真思考着以下问题：肿瘤到底能否被完全切除；怎样修复切除这样巨大的肿瘤后遗留的巨大胸壁组织缺损区；病人在术中若出现生命危险的救治方法。医生术中肩负着病人及其家属的无限希望和救死扶伤的医者职责，面对挑战，有条不紊地开始实施手术。

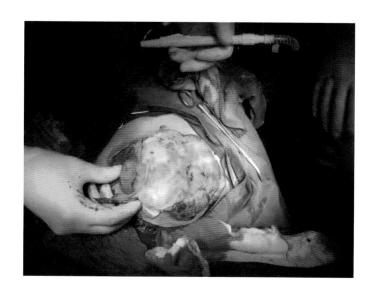

图2-8　术中切除肿瘤实况

　　说明：手术进行中的实况，术者认真、仔细地解剖、分离肿瘤。

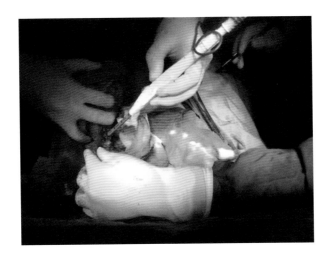

图2-9　手术进行中

　　说明：手术进行中，术者同助手紧密协作，显露清除术野，认真解剖，在直视下仔细分离到逐步完整切除癌肿，尽可能保留正常组织的情景。

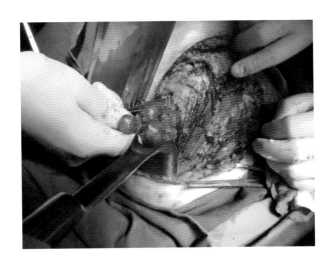

图2-10　正在切除肿瘤

　　说明：肿瘤即将被整块切除时的实况，在术者和助手的密切配合下，左侧乳房及巨大肿瘤被完整切除，左侧腋窝淋巴结也被清扫。充分游离剩余的正常组织皮下层，包括右侧乳房上腹壁以及左侧胸背部皮下软组织层后，利用这些组织做成带蒂的组织瓣，封闭前胸壁巨大缺损。术中首次使用右侧乳房内侧乳房及带蒂皮瓣修复左侧胸壁软组织的巨大缺损区，用钢丝减张缝合的办法拉拢皮肤与皮下组织切口两边，使切口两边缘的张力减小，最后用七号丝线缝合伤口，使前胸壁的巨大软组织缺损区得到修复。

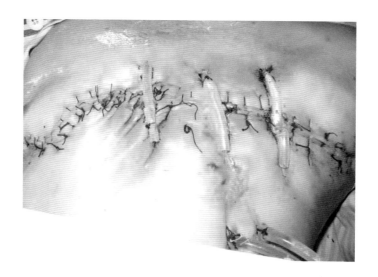

图 2 - 11　术后病人的伤口情况

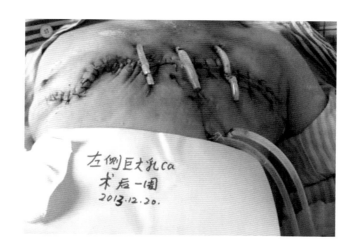

图 2 - 12　术后一周病人伤口情况

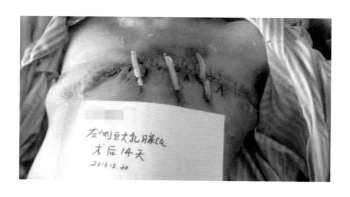

图 2 - 13　术后两周病人伤口情况

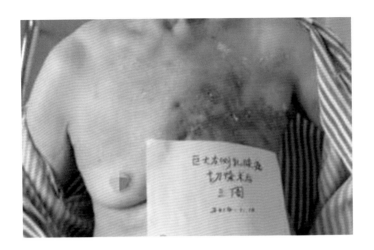

图 2 – 14　术后三周病人伤口情况

　　如今已是这名病人术后的第 9 年，复查未见乳腺癌转移征象，病人生活基本能自理，糖尿病、高血压一直用药物控制，基本稳定；病人的精神面貌很好，病人及其家属对手术疗效都十分满意。

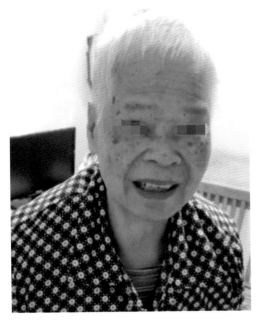

图 2 – 15　本例术后随访第 9 年病人的情况

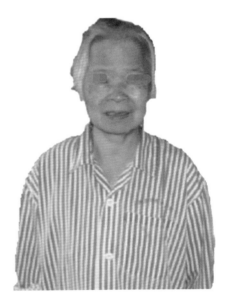

图 2 – 16　病人手术后 9 年，住院复查时的情况

六、手术主要步骤及难点、要点

经过了充分的术前准备之后，病人于2013年12月13日早上8：00被送入手术室，在气管插管全麻下，行左侧乳房扩大切除术、巨大肿瘤切除术、左腋窝淋巴结清扫术和巨大胸壁软组织缺损修复术。

1. 手术进行中的原则

（1）手术中要特别重视无菌、无瘤技术。防止病人左乳巨大肿瘤表面组织坏死、细菌感染、出血、渗液污染术野造成的术中感染及肿瘤组织脱落转移、扩散。

（2）手术要在保证病人生命安全的前提下进行，尽量将左侧乳房巨大肿瘤一次性切除干净，清扫左腋窝淋巴结，免留后患。

（3）左侧乳房扩大和巨大肿瘤切除后，造成的巨大胸壁软组织缺损区尽量用病人的自体组织进行修复。

2. 本例手术的主要步骤

（1）病人在气管插管全麻下，仰卧于手术台上，双上肢外展90°。先用大量双氧水、碘伏消毒瘤体，再用无菌塑料薄膜将瘤体完全包裹覆盖（防止瘤体表面渗液外溢污染），然后再次用碘伏消毒液认真消毒前胸壁及上腹皮肤，铺无菌隔离巾。

（2）手术切口的选择：在左乳巨大肿瘤旁正常皮肤开一2cm斜行长梭形切口（将肿瘤全部包括在切口范围以内），一边切开皮肤一边用超声刀止血，尽量减少手术创面的出血与渗血。

（3）术中发现：左乳巨大肿瘤的基底部与左侧胸大肌粘连浸润，用超声刀沿着肿瘤浸润部位以外约2cm处解剖分离，将肿瘤连同受侵犯的胸大肌整块切除。

（4）清扫左腋窝脂肪淋巴组织。

3. 手术的主要难点

手术超范围切除左侧乳房和占据了左侧大半个前胸壁的巨大肿瘤后，造成的前胸壁巨大软组织缺损如何修复？用什么材料进行修复？这是该手术过程中面临的大难题。

第一步，试图从伤口四周的皮下解剖、游离，但组织不够，相差甚远。

第二步，继续沿着皮下组织层解剖、游离；向下游离至上腹部皮下组织内，向左游离至背阔肌浅面，向上游离至锁骨下，但是，左侧背阔肌浅面的皮瓣仍不足以修复创面。术中术者用整形美容科的思维大胆想象：尝试将右侧部分乳房及皮瓣向左前胸壁转移来修复左侧胸壁的组织缺损区。

第三步，手术切口从左向右前胸及右侧乳房呈一横"Y"形延长约10cm，沿切口解剖、游离右侧乳房，最后将右侧乳房内侧部分及皮瓣组织向左侧牵引转移，基本可以覆盖左前胸壁的软组织缺损区。

第四步，用钢丝减张缝合5针，将右侧乳房内侧瓣及皮瓣向左前胸壁缺损区牵引至左前胸壁的缺损区内，与切口四周的皮肤及皮下组织瓣拉拢缝合。

最后术者充分利用病人的自体组织瓣，成功修复了病人左前胸壁巨大的软组织缺损区，成功地解决了这一难题。

手术结果：创面彻底止血，放置引流管，缝合皮肤切口。手术历经4小时顺利结束，术中输注红细胞4个单位，术中出血量约300mL。病人麻醉清醒后，拔除气管插管安全返回病房。经过术后医务人员的精心治疗、护理，病人4周后痊愈出院。

术后病理诊断：左乳腺浸润性导管癌3级；

免疫组化结果：ER：＋＋，PR：－，CerbB－2：＋＋，P53：－。

七、经验总结

本例老年局部晚期乳腺癌病人诊治成功的关键在于：

（1）术者的胆大心细、遇事不慌。多家医院甚至肿瘤专科医院都一致认为本例老年局部晚期乳腺癌病人情况太差，无法接受治疗，尤其是手术治疗。从某种意义上说，相当于爱莫能助。但是，笔者凭借30余年从事乳腺外科工作积累的临床经验，经过详细检查、全面评估病情，被病人的求生欲及其家属的恳求打动，打破传统的观念束缚，对本例75岁高龄合并有糖尿病、心脏病的局部晚期乳腺癌病人主张实施积极、大胆、稳妥的手术治疗，而且获得了良好的效果。术后随访9年，病人情况良好，未见肿瘤转移征象。如果对这样的病人放弃手术治疗，则会造成无法挽回的后果。

（2）全面评估病情及手术风险。术中在保证病人生命安全的前提下，尽量根治性切除肿瘤及淋巴组织，防止术后短期内局部复发。

（3）对于手术切除左乳及巨大肿瘤造成的巨大胸壁软组织缺损的修复，本例手术方法是：充分游离剩余的正常组织皮下层，包括右侧乳房上腹壁及左侧胸背部皮下软组织层，利用这些自体组织做成带蒂的组织瓣以修复前胸壁巨大缺损。在术中要根据病情灵活多变，首次使用了右侧乳房内侧部分转移的方法修复左侧胸壁软组织的巨大缺损区，然后用钢丝减张缝合的办法拉拢皮肤与皮下组织切口两边，使切口两边缘的张力减小，再用七号丝线缝合伤口，成功修复了前胸壁巨大的软组织缺损区。

（4）术后严格管理，营养支持，防感染，控制好血糖。

本例老年局部晚期乳腺癌病人能有现在这样良好的治疗结果，首先得益于9年前术者果断选择对本例老年局部晚期乳腺癌病人进行手术治疗，事实证明手术治疗的决策是完全正确的。如果当初放弃手术治疗，后果不堪设想。本病例虽然是个案，没有得到循证医学的理论支持，但临床实践已经说明：有选择性地对老年局部晚期乳腺癌病人实施手术的治疗思路和方法是正确的。

第三节 左侧乳腺癌术后、右乳头溢血的诊治

一、病例介绍

病人：女，82 岁。

因患左侧乳腺癌，病人 10 年前曾行乳腺癌根治术，术后一般情况良好；因右侧乳头血性溢液一月余，于 2021 年 3 月 3 日收住乳腺外科治疗。

二、入院后查体

体温 36.8℃，体形较肥胖，胸心肺未见异常。

左侧乳房缺失呈术后改变；右侧乳房松弛，下垂，呈老年型乳房。

右乳头乳晕外观正常，右乳房皮肤正常，无破溃，无凹陷征，无橘皮样变；右乳外上象限内可触及约 3cm×3.5cm 的不规则肿块，质地中等硬度。挤压右乳或肿物时，右乳头内有暗红色、混浊、黏稠的血性液体溢出。双侧腋下未触及肿大淋巴结。

三、辅助检查

（1）右乳头血性溢液涂片细胞学检查结果：见少量异形细胞。

（2）胸片结果：提示肺气肿，双肺及纵隔未见占位性病变。

（3）心电图结果：心肌供血不足，心律不齐。

（4）乳腺彩超结果：右乳外上象限实性肿物，BI – RADS 4c 级。

四、住院诊治经过

根据病情特点及辅助检查结果分析，病人被诊断为右乳腺癌导致乳头溢液的可能性最大，未见全身远处转移征象，决定行手术治疗。

与病人及其家属沟通病情诊断及治疗方案后，病人及其家属不同意做其他相关检查，要求直接手术根治，不保留乳房。

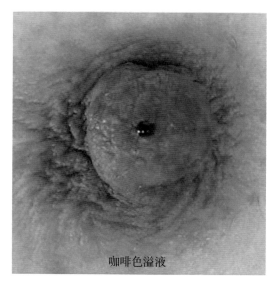

咖啡色溢液

（a）本例病人手术前乳头溢血照片

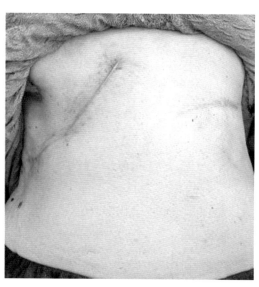

（b）本例病人右乳腺癌改良根治手术后照片

图 2 - 17　术前术后对照

五、病例讨论

1. 乳头血性溢液的原因

多见于乳腺导管扩张症、乳腺导管内乳头状瘤和乳腺导管癌。

（1）乳腺导管扩张症：是乳腺导管内部的一种无菌性炎症，在个别情况下也会引起乳头溢血。但是乳腺导管扩张症造成的溢血量较少，持续时间也较短，常和月经有关系，多见在月经期内乳头溢血。

（2）乳腺导管内乳头状瘤：是发生在乳腺导管内的一种良性疾病，随着导管内肿瘤生长，破坏导管壁毛细血管，造成出血，这种出血会顺着乳腺导管的走向，从乳头排出，造成乳头血性溢液的症状。

（3）乳腺导管癌：相对于乳腺导管内乳头状瘤，其更容易引起乳头溢血。乳腺导管癌属于恶性肿瘤，破坏力强，可造成局部组织破坏出血，引起乳头溢血。溢血的颜色可以是淡血性，洗肉水色样，也可以是酱油色或咖啡色，而且乳头多孔溢血。

2. 乳头溢血的诊断方法

（1）乳头溢液涂片细胞学检查。

（2）乳腺超声、钼靶。

（3）细针穿刺细胞学。

（4）乳管造影。

（5）乳管镜检查。

其主要目的是：准确判断病变部位，并鉴别是良性还是恶性。

3. 乳头溢血的治疗方法

主要是手术治疗，根据不同病因，采取不同的手术方式。

六、经验总结

（1）根据病情特点及相关检查结果，初步诊断本例乳头溢血的 82 岁高龄病人为乳腺癌引起乳头溢血的可能性最大。

（2）治疗方法首选手术治疗。

（3）本病例的特殊性在于：病人为 82 岁高龄病人，不要求保乳，但因为病人的心肺功能均有明显减退，手术是有一定风险的；乳腺癌根治性手术创伤大，姑息性手术只切除肿瘤，可能存在肿瘤残留，术后复发率高，而且病人的全身情况欠佳，不能耐受术后化疗和放疗。

（4）在手术中快速冰冻病理，明确诊断为乳腺癌的前提下，对本例高龄的乳腺癌病人实施了右侧乳腺癌改良根治术，术程顺利，术后病人恢复顺利。

（5）①对于乳头血性溢液的老年病人，首先要明确乳头溢液的原因，乳头溢液的涂片细胞学检查非常重要，方法简单、经济、实惠、病人容易接受，还可以多次重复检查，在乳头溢液的病人诊断方面很有价值，值得推广使用。②对乳头溢液病人的乳管镜检查也非常有价值，能直接观察到病变的乳管、部位、病变形态，取活检病理诊断；但乳管镜检查需要一定的设备、条件和技术，不是所有医院都具备这样的条件和技术，而且有一定的创伤性。对于乳头溢液诊断不明的病人可以选用乳管镜检查，获取病变组织进行细胞病理学诊断，对决定治疗方案非常重要。③对于乳头溢液的病人只有明确了诊断，才可根据不同性质的病变及时采取不同的治疗方法。如果明确诊断为乳腺癌，就应根据不同分期、不同的肿瘤生物学特性、不同年龄、病人的意愿，采取有效的治疗方法；对于乳头溢液确诊为乳腺癌或高度怀疑为乳腺癌的老年病人，如果全身情况能耐受，采取乳腺癌改良根治术是最为合适的术式，因为老年乳腺癌病人一般没有保乳的意愿。这样既能根治性切除肿瘤，术后也不需要做放疗、化疗。根据免疫组化结果，采用内分泌治疗，病人获益最大。

第四节 老年双侧乳腺癌的诊治

一、病例介绍

病人：女，67岁。

因无明显诱因出现右侧乳头多量暗红色血性溢液2天，病人于2021年6月29日入院，有高血压、脑梗死病史3年。

二、入院后查体

双侧乳房对称，皮肤无红肿，无橘皮样变，无酒窝征。双乳头无内陷，轻轻挤压右乳晕外侧，见有多量暗红色血液从乳头内溢出，右乳外上象限有界限不清、不规则形肿物，约3cm×5cm，左乳外上象限有界限不清的肿物，约4cm×5cm。

三、辅助检查

笔者初步考虑是乳腺肿瘤导致的右乳头溢液。病人入院后完善了相关检查。

（1）右乳头溢液涂片细胞学检查结果：未发现肿瘤细胞。

（2）乳腺彩超检查结果：双侧乳腺多发肿物，性质待定。

四、住院诊治经过

（1）为明确诊断，需要做乳腺穿刺活检。

（2）因为病人双侧乳腺多发肿物，乳腺穿刺活检容易出现假阴性结果。

（3）直接切除双侧乳腺肿物，需要有病理诊断，但手术创伤较大。

（4）根据病理诊断决定具体手术方案。

（5）手术风险取决于所实施的具体手术方案。

主管医生将病人的病情及讨论意见详细告知病人及其家属。病人及其家属均拒绝做乳腺穿刺活检，要求直接手术并签署了手术同意书。2021 年 7 月 5 日，病人在气管插管全麻下行双侧乳腺区段切除术，术程顺利，术后病理诊断及免疫组化结果显示为右乳腺乳头状癌、左乳导管内乳头状癌，伴有癌旁导管非典型增生。免疫组化结果为 PR：＋＋＋，ER：＋＋＋，CerbB－2：阴性（＋＋）。

五、病例讨论及其结果

1. 病例讨论

针对本例已经确诊的双侧乳腺癌病例，需要讨论的问题是：本病例下一步应该怎样处理呢？

有两种意见：一是动态观察；二是尽快做二次手术。

主张做二次手术的理论依据是：

（1）因为病人第一次手术后病理及免疫组化结果已经明确诊断为双侧乳腺癌，而且提示左侧乳腺肿瘤切缘有癌。

（2）病人67岁高龄又并存有高血压、脑血栓后遗症，难以耐受化疗。

本例病人没有美容保乳的需求，且要求根治肿瘤，综合评估病人的全身情况，其能耐受双侧乳腺癌改良根治术。

2. 病例讨论结果

（1）本例为67岁老年病人，以右乳头血性溢液为主诉。入院后查体发现双侧乳腺肿物。

（2）根据乳头溢血的原因分析，本病例老年病人乳头溢液的主要原因为肿瘤的可能性较大。

（3）本例病人同时有双侧乳腺肿块，肿块的性质需要病理检查才能确定，乳腺穿刺活检是现在常用的方法之一，但有一定的假阴性结果可能。

（4）右乳头多量血性溢液，细胞学检查没有明确诊断，乳管镜检查是诊断乳头溢液病因的最好方法，但不是所有医院都具有乳管镜检查的条件和设备。

（5）手术切除乳腺肿块也是诊断和治疗乳腺肿块的常用方法之一。

经过对本病例第一次术前病情的分析讨论，决定行双侧乳房病变部位的区段切除手术。手术有两个目的：一是切除肿块，二是获取标本做病理诊断。

第一次术后常规病理诊断只确诊了右侧乳腺癌，左侧乳腺肿物性质需要做免疫组化才能确定。随后的术后双侧乳腺肿物免疫组化结果确诊为双侧乳腺癌。

六、手术主要步骤及难点、要点

1. 手术主要步骤

病人第一次手术前双乳照片及手术切口与病变部位标记如图 2 - 18 所示。

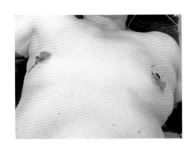 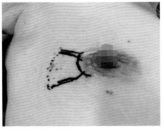 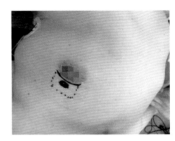

（a）正面　　　　　　　（b）右乳　　　　　　　（c）左乳

图 2 - 18　第一次术前拍照

病人第一次手术后常规病理诊断报告及免疫组化报告如图 2 - 19 所示。

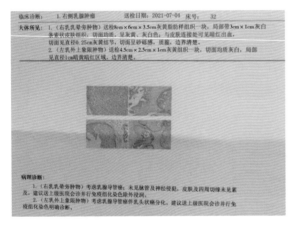 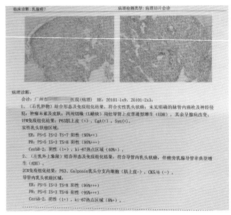

（a）病人病理诊断报告　　　　　（b）病人病理免疫组化报告

图 2 - 19　病人病理诊断报告和免疫组化报告

根据术后病理诊断结果，明确诊断为双侧乳腺癌。而手术只做了双乳区段切除术，担心可能有癌细胞残留，因为病人双侧乳房内肿物界限不清，不能确保手术将肿瘤全部切除。

经过全面病情分析，病例讨论认为：病人双侧乳腺癌肿块直径大小为 5cm，而且是多发肿瘤、界限不清；病人有高血压、脑梗死病史，难以承受术后化疗。因此决定给病人行二次手术：双侧乳腺癌改良根治术。

病人于 2021 年 7 月 19 日在气管插管全麻下行双侧乳腺癌改良根治术。

常规消毒、铺无菌巾后，做一手术切口，手术切口是以乳头为中心的横棱形切口。手术按照双侧乳腺癌改良根治术要求：先实施右侧乳腺癌改良根治术，然后实施左侧乳腺癌改良根治术。术程进行顺利，术中组织解剖层次清晰、无误伤，双侧腋窝淋巴清扫干净，出血量少。

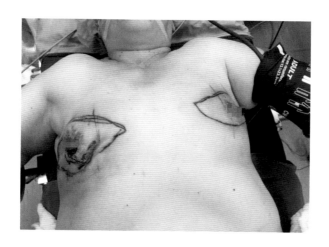

图 2 - 20　第二次手术前双乳手术切口标记

手术操作中的实况照片显示（见图 2 - 21）：术野清晰，创面清爽、干净，出血量很少。术中术者熟练使用超声刀操作，使复杂的手术操作简单化。

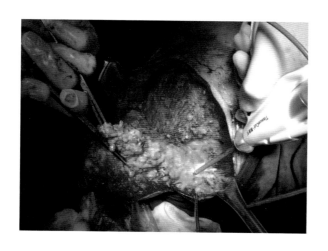

图 2 - 21　右侧乳腺癌改良根治手术进行中

术程顺利，术后病人恢复顺利，无相关的并发症发生。术后随访 11 个月，病人情况良好。

术后病理报告：左乳原手术切除残端有癌细胞，双侧腋下未见淋巴转移。

2. 手术主要难点及要点

（1）主要难点：本例为高龄、合并多种并存疾病的双侧乳腺癌病人，同时行双侧乳腺癌改良根治术，相对于单侧乳腺癌改良根治术来讲，其创伤较大，手术风险也明显增加。

（2）主要要点：手术中要尽量减少创伤，清扫腋窝时尽量避免误伤神经血管；按照恶性肿瘤手术原则规范操作，防止因不当的手术操作导致肿瘤扩散转移；手术中要止血彻底，尽量减少失血，正确使用超声刀很重要，要做到出血少、损伤小、术野清晰，手术才能顺利完成。

七、经验总结

（1）因为双侧同时患乳腺癌的老年病例较少见。第一次手术前容易忽略双侧乳腺癌的诊断思维，而将病人的诊断重点放在右侧乳头溢液上。

（2）老年病人双侧同时患乳腺癌时容易漏诊、误诊。正如本例双侧乳腺癌病人最初是因右侧乳头血性溢液来就诊的，第一次手术前或手术中没有明确诊断，导致病人需进行二次手术，增加了病人的痛苦和经济负担。

（3）本病例有必要做第二次手术吗？行双侧乳腺癌改良根治术是否为过度手术治疗呢？

答案是否定的。

一是老年病人对双侧乳腺癌缺乏足够认识，往往到了局部晚期时才来求医。老年乳腺癌的细胞生物学特性是：发生远处转移的概率相对较低。老年乳腺癌病人对乳房外形美的追求不如年轻女性那样强烈，追求手术根治肿瘤的欲望高。

二是本病例第一次手术只是明确诊断为双侧乳腺癌，只行了双侧乳房病变部位的区段切除术，而且术后病理提示切缘有肿瘤细胞。

三是老年乳腺癌病人的体质与年轻人不同，多数老年病人不能耐受术后化疗、放疗。

因此，本例双侧乳腺癌老年病人接受了双侧乳腺癌改良根治术，而且病人术后恢复好，不需要放疗、化疗，只需要根据肿瘤细胞的生物学特性进行老年病人可以承受的内分泌药物治疗。

总的来说，对于乳头溢液、乳头肿块老年病人首先要想到乳腺癌的可能性，在术前或第一次手术中明确诊断，采取相应的治疗方法，尽量避免二次手术。只要病人的身体能耐受手术，病人的家属也积极要求手术，应尽量争取做根治性手术，术后根据病人病理免疫组化结果，有针对性地进行内分泌治疗，并长期随访。

 ## 第五节　乳腺癌保乳术后即时行乳房重建术

一、病例介绍

病人：女，45岁。

因乳腺彩超检查发现右乳多发肿块，病人于2016年4月22日住院治疗。

二、入院后查体

病人体形较肥胖，双侧乳房较丰满、硕大、对称，乳头无内陷，皮肤色泽正常，无橘皮样变，无酒窝征，双腋下未触及肿大淋巴结。右乳外上象限、外下象限均可触及条索状物，边界不清。

三、辅助检查

病人入院后的双乳彩超检查结果：双乳腺内部光点稍增粗、增强、分布不均，可见多个片状低回声区。右乳腺内可见多个无回声区，较大一个位于右乳 11 点钟方向，大小约 9mm×7mm，边界尚清；另于右乳腺 9 点钟方向，见一椭圆形囊实性混合回声包块，边界尚清，大小约 14mm×11mm；双侧腋窝均可探及低回声光团，边界尚清，内回声均匀。

彩超诊断：右乳腺多发囊实性包块，BI-RADS 分级为Ⅱ级；右乳腺囊实性混合性包块，性质待定，BI-RADS 分级为Ⅲ级；双侧腋窝淋巴结显示。

为明确诊断，准备申请乳腺钼靶检查和右乳腺肿物穿刺活检，但均因费用问题，被病人及其家属拒绝，要求直接手术切除右乳肿物后再做病理诊断。

因此，医生尊重病人的选择，在局麻下切除了右乳外上象限、外下象限的乳腺肿物及部分异常的乳腺组织做标本送病理检查。

等待一周后，病理及免疫组化结果为：右乳腺导管乳头状癌 2 级。

四、病例讨论及其结果

根据病人的病理诊断进行病例讨论，制订下一步治疗方案：

（1）全面分析了病情后，认为病人乳腺癌属于早期，可以实施保乳手术，而且病人也有求美的需求。

（2）保乳手术怎么保？因为病人在右侧乳腺多发肿物切除活检术时，已经切除了右乳外上象限及外下象限的大部分乳腺组织，形成了局部缺损区。如果本次手术在此基础上手术，必须要保证切缘无肿瘤残留，须扩大切除范围，切除的标本切缘分别做好标记，送术中快速病理检查，在保证切缘无肿瘤残留、不违反肿瘤手术治疗原则的前提下，即时将右侧背阔肌带蒂的背阔肌脂肪瓣向前转移至右乳外上象限、外下象限及本次手术所造成的右乳缺损部位，以重建右侧乳房，使双乳的外形基本对称。这既顺应了当今对早期乳腺癌病人实施保乳手术的趋势，通过一次手术治疗了乳腺癌，又重建了右侧乳房，基本满足了病人追求乳房美的愿望，起到了一举两得的效果。

经过充分术前准备，病人知情同意后，于 2016 年 5 月 9 日在气管插管全麻下行右乳保乳术 + 右腋窝淋巴结清扫术 + 右侧背阔肌带蒂肌瓣转移右乳房重建术。

五、手术主要步骤及难点、要点

1. 手术主要步骤

（1）手术切口为右腋前线、右乳外缘弧形切口，长约 9cm。选择这种切口的目的是：经此切口向前分离，能切除右侧乳房残留的可疑病变组织，将完整标本做好标记送术中病理检查；经此切口向右上分离，可清扫右腋窝淋巴结；经此切口向右后背部分离，可以到达背阔肌，有利于分离、解剖、转移带血管蒂的背阔肌瓣以重建右侧乳房；此切口在右腋前相对隐蔽的部位。

（2）经此手术切口逐层切开、分离、解剖、游离，将右乳外上象限及外下象限整块切除，将切除组织标本边缘分上、下、左、右、前、后用缝线作标记后，送病理科做术中快速冰冻病理诊断，结果未发现切缘有癌残留，然后清扫右腋窝，见有豆粒大小淋巴结 2 个，术后整块送病理诊断。

因为病人体形较肥胖，双乳较丰满，手术切除了右乳外上象限、外下象限，使右侧乳房缺少了大半，如果直接缝合伤口，必然会造成右侧乳房大部分缺损，严重影响乳房形态美观，在病人的心里留下阴影，违背了术前病人保乳求美的愿望。

术者根据病人乳腺癌属于早期、病人有求美的需求，在不违反肿瘤手术治疗原则的前提下，将右侧带血管蒂的背阔肌脂肪瓣向前转移至右前胸壁，经过修整、塑形，修复右乳房外上象限、外下象限缺损部位，用可吸收缝线将肌瓣与残存的右乳腺组织及胸壁软组织缝合固定，基本填补了右乳的缺损部位，从而使双乳的外形基本对称。一次手术既治疗了乳腺癌，又基本满足了病人求美的愿望，取得一举两得的效果。

病人术后恢复顺利，术后病理诊断与术前相同，未见右腋下淋巴结转移，免疫组化结果为 PR（＋＋），ER（＋＋），CerbB－2 弱阴性。

病人术后经过了 4 个疗程的 AC 方案化疗、放射治疗后用内分泌治疗。随访至今已 5 年余，未见复发征象，右侧乳房的外形与左侧乳房的外形基本一致。病人对此很满意。

2. 主要难点、要点

（1）本例病人属于早期乳腺癌，又有求美的需求，在根治乳腺癌的前提下，如何保留病人乳房的外形美观，是摆在乳腺外科医生和整形美容科医生面前的一大难题。

（2）乳腺癌诊疗指南中指出的乳腺癌保乳手术，已被国内外广泛采用。当代的基础研究及临床实践资料已经证明，外科手术无论其切除范围大小，都是局部的治疗手段。保乳手术适合于Ⅰ、Ⅱ期乳腺癌，无论从外观功能还是对病人心理所产生的影响来说，均较根治术更佳。

（3）在手术治疗乳腺癌的同时，又要实施乳房整形美容手术，是一件极富有挑战性的事情。手术既要遵守无瘤技术要求原则，又要达到乳房整形美容的双重效果。现在多数医疗机构的乳腺肿瘤外科和整形美容科大多是各自为政的；多数情况下都是病人先到乳腺肿瘤外科做手术切除乳房肿瘤，等到病人恢复后，再由整形美容科医生进行第二次手术（乳房整形手术）。这样，病人必须经历两次手术，造成两次创伤，同时也必然增加病人的经济负担。这对一个经济承受能力有限，心理脆弱的病人来说是难以接受的，本病例就是一个非常典型的案例。

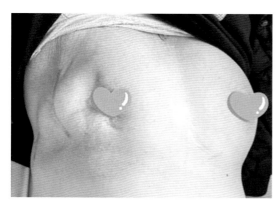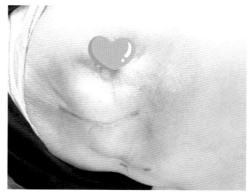

图 2－22　病人用自体背阔肌带蒂肌瓣重建乳房六年后的随访结果

六、经验总结

当今乳腺癌治疗的基本原则是：以手术为主的综合治疗。手术治疗的原则是：根据不同的肿瘤分期，采取不同的手术方法。对于早期乳腺癌的手术方法是：保乳手术＋放疗。笔者根据四十余年乳腺外科的临床实践经验，已成功地为多例早期乳腺癌病人实施治疗乳腺癌保留乳头的保乳手术，同时又采用了病人自体组织——带蒂的背阔肌脂肪瓣转移至同侧乳腺癌术后的乳房缺损部位做乳房整形美容，通过一次手术达到了根治乳腺癌和乳房整形美容的目的，达到了两全其美的效果。这减少了病人的创伤，也大大减轻了病人的经济负担，值得推广应用，但也对乳腺外科医生提出了更高的要求，既要具备乳腺肿瘤外科手术技能，按照治疗手术规范操作，又要有整形美容科的技术水平。

第六节　左侧乳腺癌保乳术、右乳成形术

一、病例介绍

病人：女，55 岁。

因左侧乳腺癌，病人于 2021 年 3 月行保乳手术，术后经过化疗、放疗、靶向药物治疗，花费了二十余万元，几乎到了成为贫困户边缘。但是，不幸的是，一个月后，病人又发现右乳腺有肿物，间有疼痛。乳腺彩超检查发现右乳腺肿物，乳腺 BI – RADS 分级为 4A 级。病人于 2021 年 5 月 17 日住院治疗。

二、入院后查体

左侧乳房在保乳术后出现变形，左乳外上象限有明显凹陷，左乳皮肤色素沉着，变硬，乳头、乳晕外观正常；右乳外上象限可触及一个约 1.8cm×1.2cm 大小的肿物，质地中等硬度，边缘欠规整，活动度欠佳，无明显压痛，表面皮肤无红肿、无溃烂、无化脓、无橘皮样变，无酒窝征，无乳头溢液，双腋窝未触及肿大淋巴结。

三、辅助检查

病人入院后乳腺彩超、CT 检查结果：右乳外上象限多发实性肿物，大小约 1.7cm×0.6cm×1.0cm；BI – RADS 分级为 4A 级；双腋下未见肿大淋巴结。

初步诊断：左乳腺癌保乳术后，右乳肿瘤可能性大。

为了明确诊断，决定先行右乳肿物穿刺活检术，但遭到了病人家属强烈反对（因为病人刚经历过左侧乳腺癌术前诊断过程，也经历了左侧保乳手术，但手术效果不理想且花费了高额医疗费，如果本次右侧乳腺病变的治疗再用左侧乳腺癌的治疗方法，病人及其家属无法承担高昂的医疗费用）。

四、病例讨论及其结果

经过术前病例讨论及风险评估后决定：

（1）为病人行右乳区段扩大切除术（因为病人有左侧乳腺癌病史），手术宜行右乳外上象限扩大切除术，扩大切除右乳外上象限及肿物，术中做快速冰冻病理诊断。

（2）术中病理诊断结果为右乳良性肿瘤，排除乳腺癌。根据病理诊断结果，确诊病人右乳为良性病变。

（3）切除了右乳外上象限之后，右乳外上象限缺损区较大，若直接缝合皮肤切口，必然会导致局部（右乳外上象限）明显凹陷，影响美观。

因为病人之前已经接受了左侧乳腺癌的保乳手术治疗，花费了巨额的医疗费用，而且对保乳的效果很不满意。左侧保乳手术的失败不仅给病人的经济造成了巨大负担，而且给病人造成了巨大的心理阴影。本次手术目的是：既要有效治疗病人右乳病变，又要达到右侧乳房美容的效果，还要减轻病人的经济负担。因此决定行右侧背阔肌带血管蒂的肌瓣转移填充右乳外上象限缺损区的右乳成形术。

术程顺利，术后右乳外形恢复效果不错，与左乳保乳术后引起的左乳变形，形成了鲜明的对照（见图2-23）。

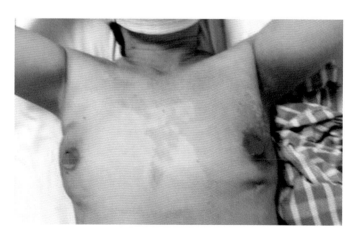

图2-23 双乳保乳术后照片

本例右乳外上象限肿瘤切除术后用右侧带血管蒂的背阔肌再造右乳，右乳保乳术（本院保乳手术）后右侧乳房外形良好（病人满意），左乳保乳术（外院保乳手术）后左侧乳房外形变形（病人不满意）。

五、手术主要步骤及难点、要点

（1）病人在行左侧乳腺癌保乳手术后，又发现右乳肿块，在诊断方面首先要考虑极有可能是乳腺癌转移。

（2）最好的诊断方法是进行右乳肿物穿刺活检病理诊断，但病人拒绝，主要原因是：病人医治左侧乳腺癌时已经花费了二十余万元，如果右侧乳腺病变沿用之前治疗左侧乳腺癌的方法医治的话，病人可能会倾家荡产，无法承受经济压力。

（3）本病例的治疗方法首先采取了直接手术：行右乳扩大区段切除术，做术中冰冻病理诊断，诊断结果为右乳良性肿瘤。

（4）手术切除了右乳外上象限之后，造成右乳房外侧半乳缺损，严重影响了右侧乳房形态。因为病人左侧乳房已经行了保乳手术，术后左乳外形不美观，但还是用巨大的经济代价保留了左侧乳房，病人不希望看到右侧乳房手术后外形变形，如左侧一样难看，要求医生尽量保持右乳术后的外形美观。

（5）根据病人的病情和病人的需求，决定在行右乳区段切除术后，通过手术将右侧背阔肌带血管蒂肌瓣转移、填充至右乳缺损区。这让病人既解除了乳腺癌的困扰，又不让病人因手术后右乳缺陷受到新的伤害。

六、经验总结

（1）乳腺癌保乳手术，是当今乳腺癌手术治疗的新趋势，关键是要早期发现、早期手术，才能达到保乳的目的。

（2）保乳手术的方法有多种，最关键的问题是：①要根据病人的体型、乳房大小、形态、肿瘤病变位置、手术切除病变范围大小、残留乳房组织的多少来选择具体的保乳手术方法；②手术前要与病人详细沟通，使其知情同意；③对保乳手术的效果及可能出现的不理想后果一定要有充分的准备；④坚决反对为了追求保乳率而忽视保乳效果；⑤病人对保乳的真实意义及病人的经济承受能力必须是首先考虑的问题。如果病人接受保乳手术之前对上述问题一无所知，那么在保乳手术后，一旦感到效果不满意、不理想，必将给病人的生理和心理造成新的更大的伤害。本例就是一个非常典型的保乳手术效果不理想、病人不满意的典型案例，而我们为病人实施右乳手术时，既切除了病变部位，又用她自身组织重塑了令其满意的右乳外形，所花费的费用还不到之前左乳手术的十分之一，极大程度地安慰了病人。

（3）保乳手术可能会影响乳房的外形。如何在不影响乳腺癌手术治疗原则的前提下保持乳房的外形美，是每一个乳腺外科医生都要认真研究的问题。这需要把乳腺肿瘤外科技术和整形美容科的技术有机地结合在一起才能做到。

（4）保乳手术适用于早期乳腺癌病人，在保证完全切除癌肿的基础上，保留正常的乳腺，或用病人自身组织修复因切除乳腺病变组织所造成的乳房缺损或缺陷，从而实现乳房美容的效果。

（5）对保乳手术的要求：①早期乳腺癌病人有美容要求时可做保乳手术。②对做保乳手术医生的要求是：要在根治肿瘤的前提下实施保乳手术，设计好保乳手术方案，根据病人的体形、乳房大小、切除后所形成的缺损区范围的大小，选用合适的组织来修复、填补缺损。修复后的乳房形态要基本与对侧乳房对称，否则保乳手术就失去了意义。本例病人首先因左侧乳腺癌行保乳手术，花费了巨大费用，但并没有达到她所想要的乳房美容效果。③手术医生绝不能为了单纯追求乳腺癌手术的保乳率，在不具备保乳手术的条件和技能的情况下给病人实施所谓的"保乳术"，因为术后人为保乳失败造成的乳房畸形会给病人的心理造成挥之不去的阴影。本例保乳手术病人就是典型案例之一，须引以为戒。

下面的照片再次展示本病例的左、右两侧乳房实施两种不同的手术方法治疗后所产生的不同手术效果，用事实说明了手术医生掌握好保乳手术适应证、手术方法、手术技巧、指导思想的重要性。

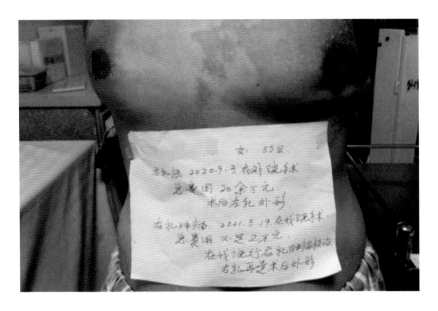

图 2 - 24 右侧保乳术与左侧保乳术后乳房形态对照

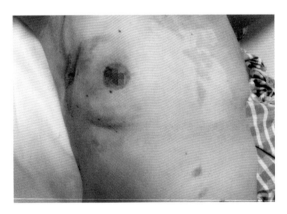
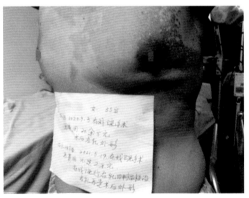

（a）本例右乳重建后外形美观（花费两万元）　　（b）左乳保乳术后（左乳下方凹陷），外形变形（花费二十余万元）

图 2 - 25 双乳保乳术后左乳变形明显

　　乳腺癌保乳手术的关键问题是在保证肿瘤完全切除的前提下，采取各种手术方法恢复乳房的外形美。手术后一定要有放疗作为支撑，否则盲目追求保乳率，忽视保乳效果，只会给病人增加痛苦和经济负担，而且还达不到病人所希望的乳房美容效果。因此，保乳手术绝非简单手术。

第三章　罕见乳腺叶状肿瘤诊治理论与实例

 第一节　乳腺叶状肿瘤诊治理论基础与现状

　　乳腺叶状肿瘤（Phyllodes Tumor of the Breast，PTB），又称乳腺叶状囊肉瘤，是发生于女性的一种罕见疾病，发生率约占乳腺肿瘤的 0.3% ~ 0.9%，占纤维上皮肿瘤的 2% ~ 3%。

一、基本概述

　　由德国人 Johannes Müller 于 1838 年首先描述并且命名，因肿瘤成分呈分叶状突入囊变间隔和肉瘤样基质中，被称为"叶状囊肉瘤"。早先被认为是良性。其别名繁多，多达 60 余种，如分叶状囊肉瘤、假性肉瘤样腺瘤、腺粘液瘤、癌肉瘤、乳头状囊肉瘤、巨大乳腺粘液瘤、乳腺混合瘤、巨大纤维腺瘤等。2003 年，世界卫生组织（WHO）将其命名为分叶状肿瘤，并根据其组织学特点分为：良性、交界、恶性三类。

　　女性各年龄段均可发病，但发病高峰期在 40 岁左右，绝经前女性、产妇以及哺乳者相对较多发。

二、发病原因

发病原因一般认为有以下几种因素：

（1）内分泌激素紊乱：国内资料显示，PTB 发病呈现 3 个高发年龄阶段：青春期月经初潮后体内内分泌激素出现紊乱；分娩后体内内分泌激素出现紊乱；绝经前后体内内分泌激素出现紊乱。女性青春前期和男性发病率低。

（2）在纤维瘤基础上形成。

（3）与种族、生活地域、卫生习惯、生育哺乳等其他因素有关。

三、临床表现

（1）多于无意中发现乳腺肿块，常为无痛性单发肿块，偶可伴疼痛。边界清，活动度好，多无乳头异常分泌物。临床上一般病史较长，多为持续性增长，生长缓慢，部分病例出现肿块迅速增大。

（2）乳腺肿块边界清楚，呈分叶状。瘤体巨大者可占据整个乳房，表现为：皮肤表面隆起、紧张、发亮，皮肤菲薄，浅静脉扩张，多不累及皮肤，与胸肌也较少粘连。

（3）淋巴结转移较少，恶性分叶状肿瘤有血经转移可能，以肺转移多见，腋下淋巴转移少见。

四、辅助检查

（1）影像学检查：乳腺钼靶 X 线摄影检查和乳腺超声检查。叶状肿瘤的表现与纤维腺瘤表现相似，细针穿刺和空芯针穿刺活检难以区分乳腺叶状肿瘤与纤维腺瘤。

（2）组织病理学检查：可获得准确诊断。

五、鉴别诊断

对叶状肿瘤的诊断应慎重。尽管对临床症状充分了解，还能根据辅助检查结果进行评估，但许多叶状肿瘤仍不能在术前明确诊断，需通过组织病理学检查获得准确判断。

乳腺叶状肿瘤在诊断时应注意与乳腺癌、乳腺囊肿、乳腺纤维瘤、乳腺增生等疾病相区别。因为年轻患者的发病与纤维腺瘤明显有关，甚至原本就可能源于纤维腺瘤。有研究认为，某些等位基因的缺失和扩增在纤维腺瘤向叶状肿瘤发展的进程中起作用，有五分之一的患者同时出现两种病变或在纤维腺瘤的基础上出现病变，而且有些肿瘤同时具有纤维腺瘤和叶状肿瘤的组织学特征。

六、治疗与预后

乳腺叶状肿瘤以手术切除为主，完全切除后，预后良好。根据复旦大学附属肿瘤医院发布数据显示：在该院2003—2017年收治的35 872例初诊乳腺癌患者中，5年生存率达到92.5%，10年生存率达到83%，总体疗效比肩国际先进发达国家水平，且该生存率数据在15年里呈现持续走高趋势。良性肿瘤患者若手术切除不彻底，局部亦可复发，再次行广泛切除仍可获得较好的治疗效果。一部分恶性肿瘤患者，手术虽可局部治愈，但如果发生血行转移，常导致严重后果。

本病的特点为：局部复发常在手术后两年内。一般认为年龄因素及肿瘤大小对复发的影响不大，主要影响因素是：组织类型和生物特性及手术切除范围。复发的病例要注意是否病变成更易侵犯性生长的类型。多数良性者，经过进一步局部扩大手术，可取得较好的效果，但也有发展成与原来肿瘤不同的组织类型。

目前对乳腺叶状肿瘤化疗、放疗的效果尚无一致的评价。

第二节　年轻女性左乳巨大叶状肿瘤的诊治

一、病例介绍

病人：女，28岁，已婚。

病人发现左乳肿物进行性增大半年余。病人自述于2014年4月，无意中发现左乳有一肿物，初始肿物约一荔枝大小，无伴疼痛，未经诊治，未引起重视。随着时间推移，左乳肿物进行性增大，蔓延至整个左侧乳房，约足球大小。肿物表面溃烂呈菜花状，并有脓性、血性液体不断外渗，散发出特殊的恶臭味。为了不让家人及周围的人发现，病人自制了一条2米多长的胸带，紧紧缠绕住自己的胸部，每天都要往身上喷洒特殊的香水来掩盖自身左乳发出的恶臭味，甚至向爱人隐瞒她左侧乳房的病情。由于左乳

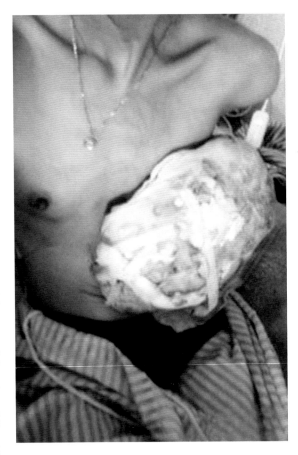

图3-1　患者就诊时的照片

肿物逐渐增大，病人身体逐渐消瘦，生活工作受到严重影响，于2014年11月6日避开家人，独自一人来到医院乳腺外科找到笔者为其看病。

二、入院后查体

左前胸壁肿物大小约 35cm × 35cm × 30cm，左侧乳房被肿物占据，表面呈菜花状，活动度差，部分已被坏死组织覆盖，肿物质松脆、易出血，有脓血性渗液，散发特殊的臭味，左侧乳头及乳晕无法辨认；右侧乳房未触及肿物；双腋下未触及肿大淋巴结。病人因左前胸壁巨大肿瘤住院治疗。

三、辅助检查

血常规结果：Hb 为 32g/L；WBC 为 10.25×10^9/L；RBC 为 1.99×10^{12}/L。

入院诊断：初步诊断为左乳腺癌；左胸壁巨大肿物性质待查；左胸壁软组织感染；重度贫血；低蛋白血症。

病人入院后，及时给予其营养支持、输血，纠正贫血、输蛋白，纠正病人的低蛋白血症，使病人的全身情况得到明显改善。然后在左前胸壁肿瘤部位取少许病变组织送病理科做活检，病理诊新结果为左乳肿瘤，以分叶状交界肿瘤可能性最大。胸、腹部 CT、彩超等检查结果均未发现远处转移灶。

四、病例讨论及其结果

病人患有非常罕见的左前胸壁巨大肿瘤，肿瘤占据了左前胸壁大部分区域及左乳房全部区域。肿瘤取活检病理诊断为左侧乳腺叶状肿瘤；没有远处转移灶；病人前胸巨大肿物占据了左侧乳房及部分胸壁软组织，手术切除这样巨大的肿瘤风险相当大，创面大，出血多。手术切除前胸壁巨大肿瘤后造成的局部巨大缺损区怎样修复？术后巨大伤口难以愈合，若裂开应怎么处理？病人身体对这样大手术的创伤的承受能力怎样？病人及其家属对手术治疗的态度及信心如何？针对上述一系列的问题，相关科室的专业人员进行了多次讨论，最后制订出手术切除巨大肿瘤、用自体组织修复胸壁缺损的治疗方案。

经反复多次与病人及其家属充分沟通，对手术目的、方法、风险进行了全面详细的告知，病人及其家属签字"同意手术"后，为病人做好了各项术前准备，基本纠正了贫血、低蛋白血症。

五、手术主要步骤及难点、要点

（1）病人于 2014 年 11 月 12 日，在手术室气管插管全麻下，仰卧于手术台上。

（2）胸壁消毒、铺无菌巾方法与常规方法不同之处在于由于肿瘤巨大，几乎占据了整个左前胸壁，而且肿瘤表面坏死组织合并感染、出血、渗液，若用常规消毒方法不能达到消毒的目的，因此消毒方法是：先采用大量双氧水反复消毒巨大肿瘤及坏死渗血、流脓的部位，然后再用大量碘伏消毒胸腹部、上肢皮肤及肿瘤。将肿瘤表面用无菌、透明塑料膜包盖，将肿瘤及感染部位与正常皮肤完全隔离后再铺无菌隔离巾。

（3）手术切口选择与常规手术不同：首先在肿瘤旁开约 1.5cm 的正常皮肤切口（因为肿瘤巨大、形状不规则，肿瘤基底部形状也不规则），切口围绕肿瘤基底部周围一周逐步切开，边切边用超声刀止血，然后逐步从肿瘤周围的正常皮下各层组织中解剖、分离、切开、止血，再逐步将巨大的肿瘤从根基部连同所属部分胸大肌整块切除，之后清扫左腋窝淋巴结，最后进行创面彻底止血。

（4）手术修复左前胸壁巨大缺损区的方法：充分游离、松解前胸壁皮肤切口下四周的正常组织，向上游离至左锁骨；向下游离至中上腹壁；向内侧游离至胸骨；向外后游离至右背部，充分利用这些被游离、松解的组织瓣填补、修复左前胸壁的巨大缺损区，同时切开周围的皮肤瓣用钢丝减张缝合，最后，在已修复的左前胸壁巨大缺损区放置引流管，缝合皮肤（缝合后的状况见图 3 - 3）。

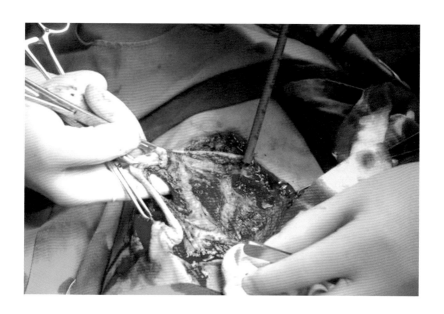

图3-2 手术进行中的照片

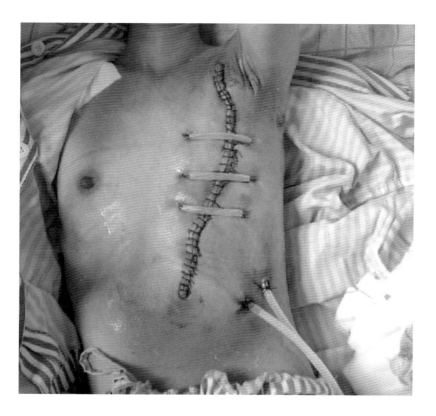

图3-3 病人术后伤口情况照片

（5）术程顺利。术后病人恢复顺利，无并发症出现。

（6）术后，病理诊断为（左乳肿物）中间型（交界性）叶状肿瘤。送检组织中度异形，间质中等丰富，分布疏密不均，核分裂象平均（6~9个/10 HPF），包膜未见浸润，导管上皮轻度非典型增生。Uimentinc（＋＋）、SMA（＋）、Desmin（－）、P53（－）、CK5/6（腺上皮＋）、Ki－67（疏松区约4%＋，致密区约10%＋）。

（7）术后随访八年，病人情况良好，未见肿瘤复发征象。

六、经验总结

（1）本病例患非常罕见的巨型左乳叶状肿瘤。

（2）手术前必须先明确病理诊断。

（3）手术治疗的主要难点是：肿瘤巨大，手术切除风险高；修复手术切除巨大肿瘤后造成的巨大胸壁软组织缺损区非常困难；充分利用病人自体组织瓣修复前胸壁巨大的缺损区。

第三节 罕见的乳腺巨大叶状肿瘤

【病人第一次入院时情况】

一、病例介绍

病人：女，50岁。

病人自述2014年初发现右乳房内有一约拇指头大小的肿物，4年多来，肿物逐渐增大至约20cm×18cm×18cm大小，形似一块巨石压迫右前胸，严重影响工作与生活，于2018年7月30日，来到笔者所在的医院乳腺外科就诊，以右乳腺巨大肿瘤收住院治疗（病人10年前曾有双乳注射奥美定隆乳史）。

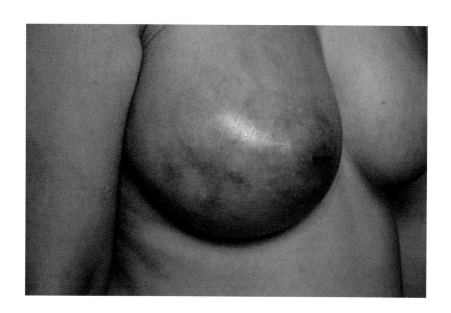

图 3 – 4　病人术前照片

二、入院后查体

左右乳房不对称：右乳明显大于左乳，右乳皮肤光滑、透明、张力大、皮肤菲薄，被一约 20cm × 18cm × 18cm 大小的肿物占据。肿物中等硬度，几乎占据了右侧乳房，使右侧乳房明显变形，肿物可随右侧乳房移动。右侧乳房内可触及大小不等的硬结，右乳头回缩；左侧乳房明显小于右侧乳房，皮肤颜色基本正常，乳头、乳晕未见异常，左侧乳房内也可触及大小不等的结节，双侧腋下未触及肿大淋巴结。

三、辅助检查

（1）乳腺彩超检查结果：双乳混合型包块；性质待定，BI – RADS 分级为Ⅳ级。

（2）乳腺核磁共振检查结果：右乳巨大肿物考虑为右乳腺叶状肿瘤，右腋窝淋巴结肿大，良性可能性大。

四 、 病 例 讨 论 及 其 结 果

根据病人病史特点以及各项检查结果，整形美容科和乳腺外科专家进行病例讨论，讨论的主要问题是：

（1）如此巨大的乳房其诊断是什么？是肿瘤吗？这么巨大的肿瘤为什么没有出现全身转移征象？

（2）右乳的巨大肿物与奥美定有什么关系？

（3）采取什么治疗方法？能手术治疗吗？若采用手术治疗，采用何种手术方法？

经过认真病例讨论，得出以下比较一致的意见：

（1）本例右乳巨大肿块诊断为良性肿瘤或低度恶性肿瘤的可能性大；虽然肿瘤巨大，但没有发生远处转移。

（2）病人有双乳注射奥美定隆胸史，右乳巨大肿瘤与注射奥美定有关，可能是体内奥美定的长期刺激导致了乳腺肿块的出现。

（3）本病例的治疗方法应该采取手术治疗。手术中先做肿瘤活检，术中做病理诊断，排除乳腺癌，然后整块切除肿块，再清除干净奥美定。

（4）手术是有一定风险的。

根据病例讨论制订的手术方案，给病人实施手术治疗。经过了充分的术前准备，病人签署知情同意书后，于2018年7月30日在气管插管全麻下实施第一次手术。

五 、 手 术 主 要 步 骤 及 难 点 、 要 点

（1）全麻生效后，病人仰卧位于手术台上，常规消毒胸部、双上肢及腹部皮肤。

（2）手术切口选择半环绕右乳晕外缘"Y"形切口，约15cm长。切开皮肤、皮下组织层，逐步分离、显露肿瘤最突出部位。沿肿瘤包膜外，用超

声刀切开、分离、解剖、止血，逐步将右乳的巨大肿瘤从包膜外完整切除，肿瘤约 20cm×18cm×18cm 大小。肿瘤后方有黄色小米粥样糊状物涌出（为10 年前乳房内注射的奥美定隆胸物），约 200mL，其周围是变性、坏死、增生的组织及部分胸大肌组成的厚薄不均的完整包膜壁。手术切除大部分包膜组织，将手术切除的肿瘤与其后方由于奥美定形成的包膜组织做成标本送病理诊断，快速冰冻病理诊断结果为叶状肿瘤。

（3）继续手术将右乳变性、坏死、增生的组织及注射奥美定形成的厚薄不均的包膜壁一并切除，保留正常的右侧乳腺组织。

图 3－5 是手术开始前病人的体位及右乳切口标记。

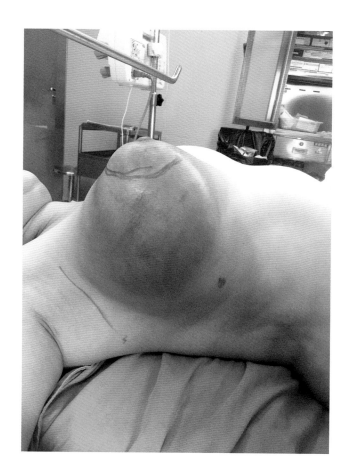

图 3－5　右侧巨大叶状肿瘤手术前照片

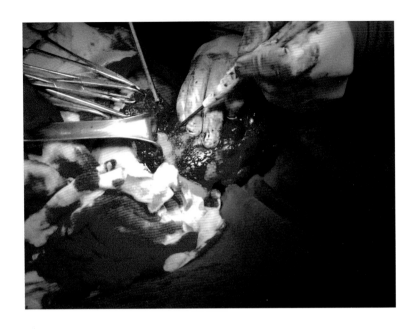

图 3 - 6　巨大叶状肿瘤手术进行中照片（1）

　　说明：手术进行中，解剖、分离，逐步将肿瘤与正常乳腺组织分开；肿瘤呈分叶状，有完整包膜，质较硬。

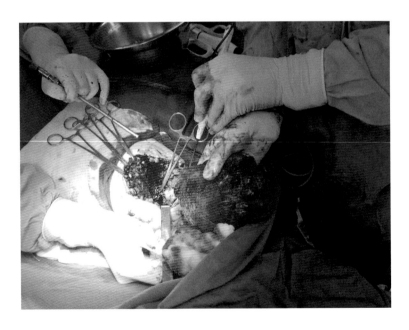

图 3 - 7　巨大叶状肿瘤手术进行中照片（2）

　　说明：手术进行中，整块切除肿瘤，肿瘤呈分叶状。

（4）用大量无菌生理盐水反复冲洗残腔，彻底止血，清点物械后放置引流管，缝合皮肤伤口，结束右乳手术。

（5）然后行左乳乳晕旁弧形切口，约 5cm 长，逐步分离、解剖，显露出左乳腺后方，其与胸大肌前方的间隙内潴留的大量黄色小米粥样物（奥美定）涌出，约 250mL，周围是变性、坏死、增生组织形成的厚薄不均的包膜壁，形似肿物。手术清除了奥美定，切除了薄厚不均的包膜壁及肿物，历经3.5 小时顺利结束。术后病人恢复顺利。

术后病理诊断为：双乳纤维结缔组织增生并玻璃样变，右侧乳房巨大叶状肿瘤。

术后随访病人三年余，右乳原手术部位可触及乒乓球大小之肿物。

【病人第二次入院时情况】

一、病例介绍

时隔 3 年零 3 个月，病人于 2021 年 4 月 28 日，因发现右乳外上象限原手术部位肿物半年，再次入院治疗。

二、入院后体检

右乳外上象限及右乳晕外侧有陈旧性手术痕迹，右乳变形，外侧有一约5cm×6cm 大小的凹陷，在此区内可触及 5cm×5cm 大小的不规则形突出肿物，表面不光滑，质中等硬度。左乳未触及肿物，双腋窝未能触及肿大淋巴结。

三、辅助检查

乳腺彩超检查结果：右乳实性肿块。

病人第二次手术前的 CT 检查结果：见双侧乳房内仍然有注射材料奥美定存留；右乳多发肿物，双侧腋下未见肿大淋巴结，双肺及纵隔内未见转移灶。

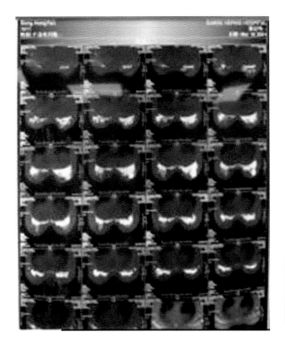
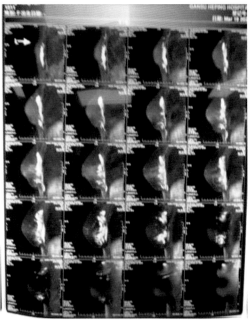
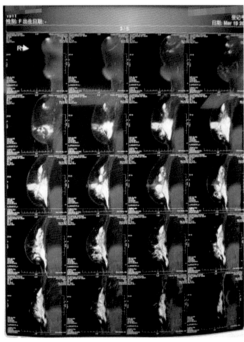
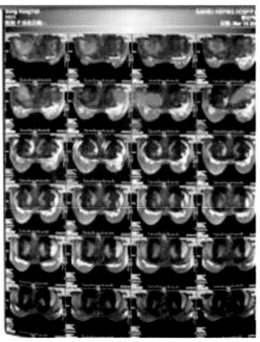

图 3-8　病人第二次手术前的 CT 检查结果

说明：CT 检查结果为右乳肿物，双乳内有注射材料。

四、病例讨论及其结果

病人入院后完善了相关检查，专家们进行了认真细致的病例讨论和风险评估，讨论的主要问题是：

（1）本例 3 年前因右乳巨大叶状肿瘤而行手术治疗，手术只切除了肿瘤而保留了右侧正常的乳腺组织。

（2）本病例的诊断问题：首先考虑为乳腺叶状肿瘤复发。乳腺叶状肿瘤虽然属于良性肿瘤，但也有恶变和复发的可能。其次考虑为右乳原发恶性肿瘤：没有发现远处转移灶；有手术适应证。需要病理诊断，根据病理诊断决定具体手术方案。

医生将病情与病人详细沟通后，病人提出的意见和要求是：要将右侧乳房内的肿瘤切除干净，手术中病理诊断结果如果确定是良性肿瘤，应尽量想办法再造乳房，因为病人还年轻，体型较肥胖，双侧乳房外形丰满，对乳房美容的愿望要求强烈。最后，综合考虑病人的病情和需求，决定手术中先切除右乳肿瘤送快速冰冻病理诊断，再根据病理诊断结果决定具体手术方案。如果病理诊断为良性肿瘤，尽量将肿瘤连同周围的包膜切除，然后行右侧乳房再造术；如果病理诊断为恶性肿瘤，则行根治术。病人及其家属同意手术方案并签署手术知情同意书后，病人行第二次右乳手术。

因为第一次右乳手术切除右乳巨大叶状肿瘤以及相连的部分乳腺组织后，右侧乳房已经变形了。本次手术是在第一次手术部位再实施的第二次手术，为防止术后肿瘤的再次复发，手术切除范围及创伤必然扩大，用什么方法来再造右侧乳房呢？我们决定用右侧带蒂的背阔肌瓣连同周围脂肪组织转移至右前胸壁以再造乳房。手术前先在病人右前胸及右背部按照手术方案做好标记，切除右乳肿块后送快速冰冻病理诊断，如果有肿瘤转移，需行右腋下淋巴清扫。如果没有肿瘤转移或良性病变，则为病人的体形美，将右侧带蒂的背阔肌组织瓣转移至右侧乳房内，重建右侧乳房。

五、手术主要步骤

2021 年 4 月 30 日为病人实施第二次手术：在气管插管全麻下，手术在右乳外上象限原手术痕上开切口，切除原手术疤痕，将肿物及右乳残存的部分乳腺切除，送术中快速冰冻病理诊断，结果为小叶增生，纤维良性肿瘤，右腋窝淋巴结未见肿瘤转移。

病理排除了右乳恶性肿瘤后，即实施右侧带蒂的背阔肌组织瓣转移至右侧前胸乳区术，将肌瓣塑形、缝合、固定、填充至已切除的右乳缺损区，再造右侧乳房，以达到令病人满意的效果。术后病人恢复顺利，随访至今未见复发征象。

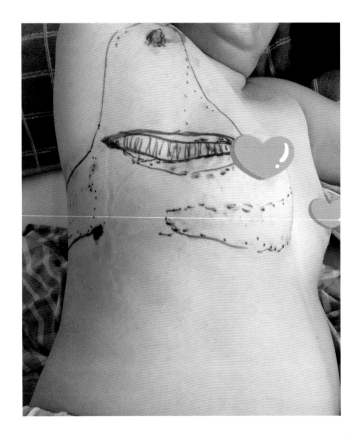

图 3-9　第二次手术前的病人的体位及切口标记

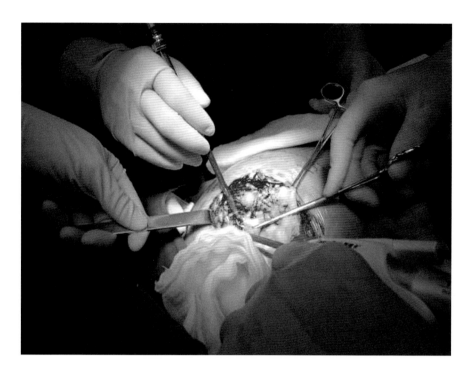

图 3 - 10　第二次手术进行中

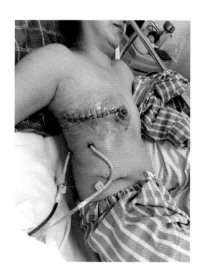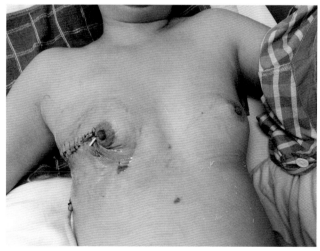

图 3 - 11　病人第二次手术后右乳照片

　　说明：第二次手术完整切除了右乳肿瘤及右乳大部分；然后将病人右侧带血管蒂的背阔肌瓣转移至右前胸，固定，塑形，再造右侧乳房。

第四章　乳房注射隆乳术后并发乳腺癌的诊治

 第一节　胸部注射奥美定的五大并发症

1. 引起乳房纤维组织增生

乳房内注射奥美定后，可引起乳腺多发的硬结。奥美定侵蚀胸大肌、腺体和肋间神经，会引起不同程度的胸痛。

2. 奥美定从乳房游走到全身

注射入乳房内的奥美定呈凝胶状，可以在体内随身体活动和肌肉收缩游走至身体的其他部位，如腰背部、腹部。

3. 奥美定是细菌培养基

在实验室里，奥美定是常用的细菌培养基。女性乳房里的乳管是与外界相通的，因此注射奥美定隆胸最多的并发症是感染，随时可能发生急性化脓性的乳腺炎。

4. 通过哺乳危害婴儿

奥美定可通过乳管游走到乳头，容易被哺乳期的婴儿吸吮入口，其进入婴儿体内后可长期存留，因此建议注射奥美定隆胸过的女性最好不哺乳。

5. 奥美定降解后物质可能致癌

奥美定本身并无毒性，但奥美定注射入人体后存在降解的可能，一旦降解为单体丙烯酰胺，便具有神经毒性、生殖毒性、致癌性等，世界卫生组织已将这种物质列为可疑致癌物之一。

中国已在 2006 年后禁止使用奥美定。因此我们提醒那些早年注射奥美定隆胸的患者，应定期到医院做乳腺检查，及时发现问题，及时处理。若要取出奥美定，需到正规有资质的医院取出。

第二节　双乳注射隆乳术后乳腺癌的诊治

一、病例介绍

病人：女，51 岁。

病人行双乳丰乳术 16 年后，发现左乳肿块 6 年。病人为了追求乳房美，于 2004 年在深圳某美容院行双侧乳房注射材料丰乳术，使双乳房明显隆起，外形"美观"。术后双乳可触及明显异物及结节，未引起重视。于 2009 年发现左乳外侧肿块，在当地医院被诊断为乳腺炎，静脉输消炎药治疗一周，未见

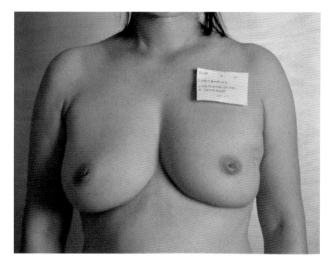

图 4-1　病人术前双乳照片

说明：左侧乳头内陷。

肿块消退。近 2 年来，肿块逐渐增大，局部皮肤有凹陷，呈"酒窝"状，乳头内陷，按压乳房时感刺痛不适，病人于 2020 年 6 月 3 日来笔者所在的医院就诊，要求切除左乳肿物，取出双乳房内注射物。

二、入院后查体

双侧乳房不对称，右乳明显大于左乳，左乳2点钟部位皮肤可见酒窝状，双乳房内可触及明显异物及大小不等的肿块，乳房活动欠佳。右乳外下象限腺体后方可触及手掌大小的肿块，可活动，边界不清、无痛。左乳2点钟方向近胸大肌边缘可触及7cm×8cm大小的肿块，可活动，边界不清，局部与皮肤粘连，呈酒窝状，无痛，左乳头内陷。腋前方及胸大肌前方边缘均可触及约手指头大小的结节，无痛。双乳中度下垂，皮肤较松弛，右乳头略高于左乳头，乳晕未见异常，双腋窝可触及肿大淋巴结。

三、辅助检查

（1）乳腺彩超检查结果：双乳结构不良，左乳腺偏低回声病灶，乳腺BI－RADS分级为Ⅳ C级；右侧乳腺混合回声灶，乳腺BI－RADS分级为Ⅲ级；双侧乳腺后方混合性病灶，考虑为注射材料；左侧腋窝淋巴结增大，回声欠均。

（2）胸部CT检查结果：双肺上叶及右腋中叶小结节灶，性质待定；双乳房假体植入术后改变。

初步诊断：双侧乳腺肿块。

四、住院诊治经过

病人入院后完善了各项相关检查，整形美容科和乳腺外科的专家们进行了认真的病例讨论。讨论的关键问题是：

（1）病人的诊断问题，因为本例病人有双乳注射隆乳史。

（2）病人发现左侧乳腺多发肿物，有"酒窝征"及乳头内陷，有合并乳腺癌的可能性。

（3）病人的病情跨越了整形美容科和乳腺外科两个学科，如果行手术治疗，必须首先明确是否有乳腺癌，排除了乳腺癌之后才能行乳房的整形美容手术；如果合并有乳腺癌，应该先行乳腺癌手术，之后才能行乳房的整形美容手术。

（4）手术中应该先做乳腺肿物活检，通过术中快速冰冻病理诊断排除乳腺癌。

经过病例讨论，制订的手术方案是：

（1）手术先行双侧乳腺多发肿物切除术，术中将切除的乳腺肿物制成标本，送快速冰冻病理诊断；如果病理证实为乳腺癌，则行乳腺癌改良根治术。

（2）行双侧乳房内注射材料取出术。

（3）行左侧带蒂背阔肌瓣转移左乳成形术。

（4）行乳头内陷纠正术。

（5）行右乳成形术。

五、手术主要步骤及难点、要点

1. 手术主要步骤

（1）病人在气管插管下全麻，仰卧位于手术台上，双上肢外展90°。

（2）胸部及双上肢皮肤常规碘伏消毒，铺无菌巾。

（3）先以左乳外上象限肿物为中心，切除部分左乳外上象限肿物制成标本，送快速冰冻病理诊断。约半小时后，冰冻病理结果为：左乳浸润性导管癌。

（4）决定先行保乳手术，以肿物为中心，在其以外3cm皮肤做一横梭形切口，约6cm长，逐层切开皮肤皮下。切开乳腺组织后，整块切除肿块以及肿块以外3cm感范围的乳腺组织，分别在肿块边缘上、下、左、右、底部做标记，送去病理科做快速冰冻病理诊断。

（5）为防止术中肿瘤扩散，必须重视术中的无瘤技术操作。更换所有手术器械之后，在等待病理结果的时间内行右乳注射材料奥美定取出手术。

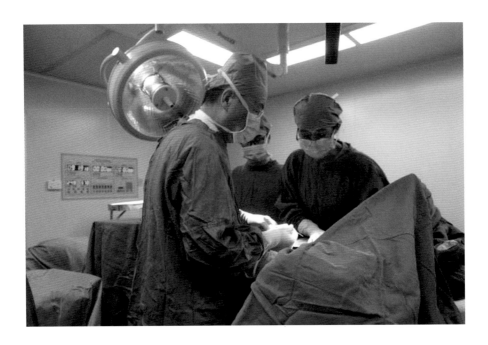

图 4 - 2　手术进行中

说明：整形美容科与乳腺外科专家同台为病人手术。

（6）手术做一右乳乳晕旁弧形切口，约3cm长，切开皮肤、皮下、乳腺组织后，见有大量黄色米糊状物溢出（注射物奥美定）。取糊状物约400mL之后，见有注射物异质的残腔，其四壁厚薄不均，薄处约0.5cm，厚处约2cm，

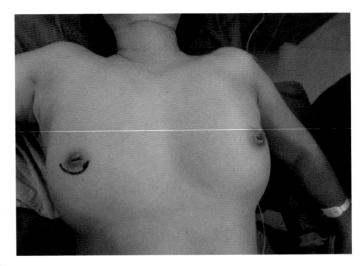

图 4 - 3　术前左、右乳乳晕下缘弧形手术切口标记

并有肿块形成。大量乳腺组织被腐蚀破坏，仅存留部分正常的乳腺结构。手术切去了残腔壁及肿物后，用残留的乳腺组织、脂肪组织修复右乳房。

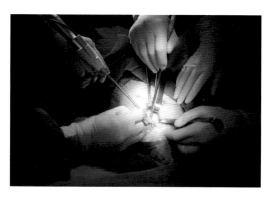 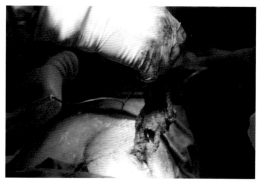

图4-4　右乳手术取出右乳奥美定，切除包膜肿块组织

（7）术中冰冻病理诊断结果为左乳浸润性导管癌，随即决定行保留乳头乳晕的左乳腺癌改良根治术＋左腋下淋巴清扫术＋左侧带蒂的背阔肌脂肪瓣转移至左侧乳房的乳房重建成形术。

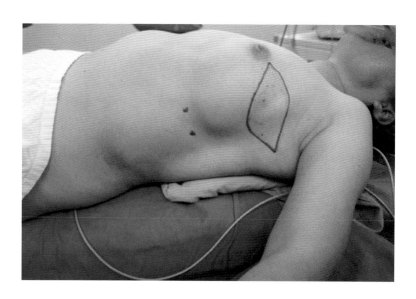

图4-5　保留左乳头、乳晕的乳腺癌改良根治术前手术切口标记

整块切除左乳房及肿瘤包括左腋窝脂肪淋巴组织，左乳及腋下残腔内用5-氟尿嘧啶、蒸馏水浸泡。

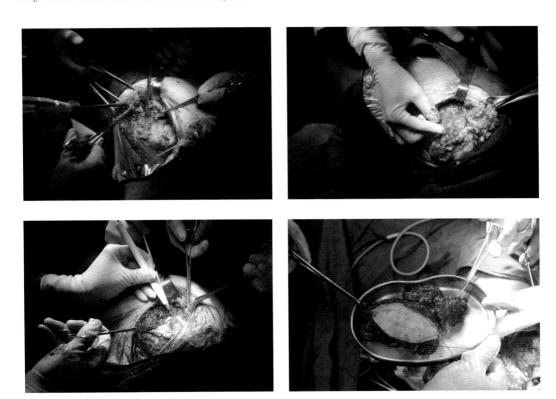

图 4 - 6　左侧乳腺癌改良根治手术中

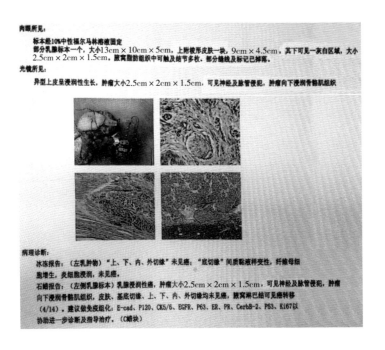

图 4 - 7　病理诊断结果

（8）经左乳原切口行左侧带蒂的背阔肌脂肪瓣转移至左侧乳房的乳房重建成形术。手术沿着左侧背阔肌下缘逐步向外后方游离，保留血管神经，将左侧背阔肌大部分游离向前转移至左侧乳房残腔；将转移过来的左侧带蒂的背阔肌脂肪瓣塑形缝合，固定在胸大肌上，形成新的左侧"乳房"。

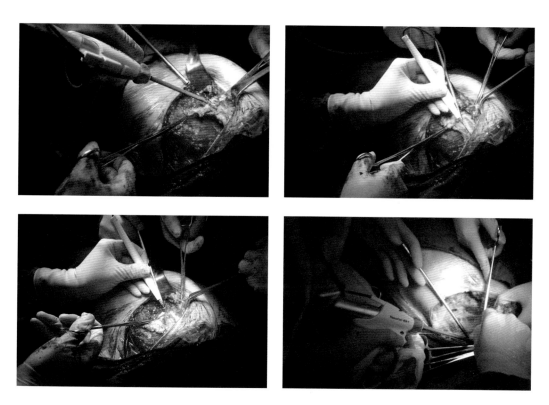

图4-8　解剖、游离左侧背阔肌脂肪瓣转移重建左乳手术过程

（9）因为右乳房内注射材料取出后导致右侧乳头、乳晕区塌陷，而且左乳保留乳头的乳腺癌改良根治术后，虽然将左侧带蒂的背阔肌脂肪瓣转移以再造左乳房，但左侧乳头、乳晕区依然平坦下陷，直接影响左侧再造乳房的整体美观，因此要行双侧乳头、乳晕修复重建术。根据双侧乳头、乳晕区平坦下陷的程度，充分利用乳头、乳晕区皮下四周剩余的正常组织，经过适当修整后，从乳头、乳晕下方基底部用3-0可吸收缝合线缝合修复，从内部垫高乳头、乳晕区，使之隆起。

双乳注射材料取出术＋左乳腺癌改良根治术＋自体带蒂的背阔肌脂肪瓣转移至左乳再造术＋双侧乳头、乳晕区重建术后效果如图4－9所示。

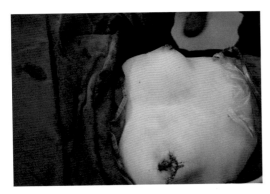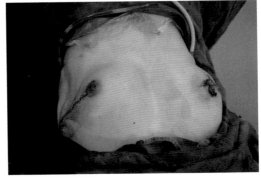

图4－9　重建后效果图

（10）双乳各放引流管一根后，用生理盐水反复清洗双侧乳房手术部位，清点物械如数后，逐层缝合伤口。手术顺利结束，双侧乳房的外形令病人基本满意。

（11）术后12天，病人满意出院。

术后病理及免疫组化结

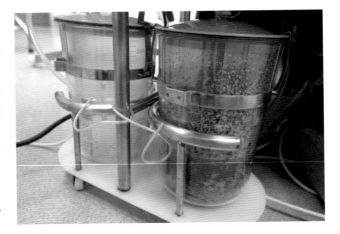

图4－10　术中从乳房内清除出来的奥美定

果：左乳浸润性导管癌，可见神经及脉管侵犯，肿瘤向肌层浸润，左腋窝淋巴结可见瘤转移。

免疫组化结果为PR：阳性（60%＋＋）；ER：阳性（98%＋＋）；CerbB－2：弱阳性（2＋）；E－cad（＋）；P120（膜＋）；CK5/6（－）；P63（－）；EGFR（－）；P53（2%＋）；Ki－67（15%＋）。

本病例术后进行化疗、放疗、内分泌治疗。随访至今情况良好，正在长期随访中。

2. 手术的主要难点

（1）在病人的双侧乳腺上一次性实施多种手术：清除双侧乳房内的注射材料奥美定；根治左侧乳腺癌；自体组织左侧乳房重建；双侧乳头重建。

（2）左侧乳腺癌手术必须严格遵守无瘤技术操作，防止手术引起的肿瘤扩散，必须先行左乳肿物切除术，经术中冰冻病理诊断，确定是否为乳腺癌。如果是乳腺癌，则必须先按照乳腺癌的手术规矩去做。

（3）手术必须尽量取干净病人双侧乳房内大量的注射材料——奥美定。因为注射材料在双侧乳房内潴留 16 年，引起了双侧乳房的腺体组织破坏、增生，出现炎性反应，形成了肉芽肿，可能不仅与左侧乳腺癌有关，而且使双侧乳房内出现大小不等的肿块。双侧乳房内的注射材料刺激周围的组织反应，产生了厚薄不均的包膜，如皮革状、树皮样变。

（4）注射材料从乳房内游走到胸大肌下、肌纤维内、腋下及侧胸壁各层组织内，形成多房性、多腔隙；造成的层次不清使手术容易误伤其他组织，还有可能会误入胸腔，引起血气胸。

（5）本病例在双乳房内存在大量注射材料的同时，又合并发左侧乳腺癌。这超出了整形美容科的业务范围，需要与乳腺外科医生同台完成手术。虽然目前还没有直接证据证明乳房内注射材料——奥美定是乳腺组织致癌的元凶，但是本病例左侧乳腺癌的发生和发展不能排除是奥美定长期物理、化学方面的刺激导致乳腺组织正常代谢紊乱，进而使细胞基因发生突变甚至癌变。

（6）本病例中双侧乳房内大小不等肿块的切除增加了手术的复杂性。

（7）手术除清除双乳房内的注射材料之外，既要切除乳房内的肿块，又要根治左侧乳腺癌，还要保持双侧乳房的外形美观。一次手术要达到 4 个目的，这对乳腺外科医生和整形美容科医生提出了更高的要求，也是一个新的挑战。其核心问题是：首先诊断处理好乳腺癌，因为乳腺癌是恶性肿瘤，手术中要严格遵守无瘤技术原则，防止因手术造成肿瘤扩散；其次才是做好其他三个手术。

六、经验总结

本病例行左侧乳腺癌改良根治术后，立即行左侧带蒂的背阔肌脂肪瓣转移重建左侧乳房这样一个有一定难度的手术。在解剖、游离背阔肌脂肪瓣时要特别注意保护好肌瓣的血管和血运，一旦损伤了血管，将一个失去血运的肌瓣转移到左前胸去再造乳房是难以成功的。游离的带蒂肌瓣一定要有足够大的体积。如果肌瓣过小，将难以达到重建乳房的良好效果。手术前必须根据乳房大小先计算设计好肌瓣的大小。

乳头成形术也是本病例的手术之一。因为手术取出了原本乳房内的注射材料，切除了乳房内的多余肿物；左侧乳房保留乳头的改良根治术，切除了左侧整个乳房及左腋下的脂肪淋巴组织后，虽然采取了左侧带蒂的背阔肌脂肪瓣转移至左侧乳房再造术，但左侧乳头乳晕的位置、形态也发生了改变，需要同时行双侧乳头成形术，才能达到乳房外形完美的效果。手术需充分利用乳头、乳晕下方、周围的脂肪组织填补、缝合、修复乳头、乳晕的后方，从而使下陷移位的乳头隆起，基本恢复到术前状态。

总之，能在一个病人身上同时完成注射材料清除术、多发肿物切除术、左侧乳腺癌改良根治术、左侧带蒂的背阔肌脂肪瓣转移至左乳重建术、双侧乳头及乳晕成形术，这无论是在乳腺外科还是在整形美容科领域内，都是复杂的高难度手术，也是乳腺外科技术和整形美容科技术有机结合的成功范例，值得广泛推广应用。

第三节　双乳注射隆乳术后注射材料广泛游离的诊治

一、病例介绍

病人：女，49岁，已婚。

病人于 2005 年在当地的一家美容医院行双乳注射材料丰乳术。术后双侧乳房明显变大，乳房内可触及肿块，未经诊治；于 2008 年发现右上腹部及右背部包块，右侧乳房肿大，有时感到右上腹部及右背部包块处胀痛、刺痛不适，给心理和生理、工作和生活造成了极大不良影响，寝食难安。病人于 2020 年 10 月 24 日来笔者所在的医院就诊。

二、入院后查体

双侧乳房不对称，左乳外形饱满，左乳明显大于右乳。右乳扁平，右乳下方至右上腹部有一巨大隆起，形成约 15cm×18cm 大小的隆起包块，质软。右侧肩胛下区隆起形成包块，质软，范围 17cm×18cm 大小，无红肿，无触痛，触之有异物感。双乳中度下垂，乳头、乳晕未见异常，腋下未触及肿大淋巴结。

三、辅助检查

（1）乳腺彩超检查结果：双乳假体回声改变；左乳低回声结节，BI-RADS 为 3 类；双乳内下象限及外下象限不规则，无回声区，BI-RADS 为 2 类。

（2）MRI 检查结果：右乳腺假体破裂，部分移位到右侧后背部及腹部。

（3）胸部 CT 平扫检查结果：胸廓对称，双侧乳房区见假体、材料影，双肺纹理清晰，未见突变影，纵隔未见移位，未见肿块，无胸腔积液，胸膜未见异常。

诊断：注射的丰乳材料术后游离移位至右胸背部及右上腹部；右乳肿块性质待定。

诊治方法：完善相关检查，根据检查结果决定治疗方案。

四、病例讨论及其结果

（1）病人注射的丰乳材料术后广泛游离移位至右胸背部及右上腹部。

（2）右乳整块应该首先排除乳腺癌。

（3）手术治疗原则是：不仅要取出双侧乳房内的注射材料（奥美定），还要取出从双乳游走于胸背部及上腹部的注射材料，必须首先切除右乳整块经术中病理诊断排除乳腺癌后，才能实施其他手术。

五、手术主要步骤

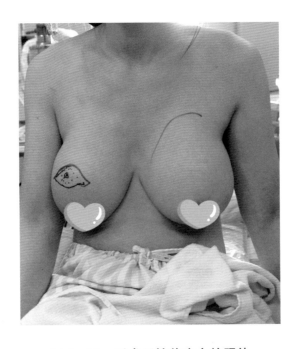

图4-11 手术开始前病人的照片

说明：医生在病人术前再次详细检查右侧乳腺并行乳腺肿物准确定位。

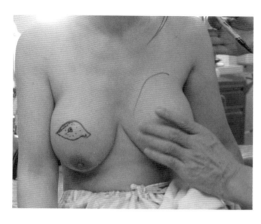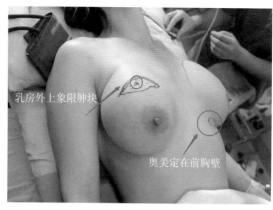

乳房外上象限肿块

奥美定在前胸壁

图 4 – 12　手术前标记病人双侧乳腺肿块的具体部位

说明：医生在病人术前再次详细检查左侧乳腺并行乳腺肿物准确定位及标记乳房内奥美定的部位及范围大小。

（1）病人在全麻下仰卧位于手术台上，双上肢外展 90°，用碘伏消毒胸部皮肤，铺无菌隔离巾。

（2）手术先从右乳开始，最先切除右乳外上象限肿块及肿块周围的乳腺组织，并分别做好标记，做标本后即可送术中快速冰冻病理诊断，结果为排除乳腺癌。

（3）从右乳切口内继续分离、解剖，直达腺体后方，显露注射材料所形成的外包膜。切开包膜后，见有大量黄色糊状注射材料（奥美定）聚集在包膜囊腔内，囊腔巨大，占据整个右乳房后间隙，并向下延伸至上腹部肌层外，向后延伸至右侧后胸壁及肩胛下区。用吸引器吸除囊腔内的注射材料，量约 800mL，然后用大量无菌生理盐水冲洗巨大囊腔，直至冲洗液清亮为止。然后逐步分离，切除包囊壁及机化变性坏死增生的病变组织后，对创面进行彻底止血，用 3 – 0 可吸收缝合线缝合，充分利用周围较正常的肌肉筋膜、乳腺和脂肪组织修复并提升右乳。

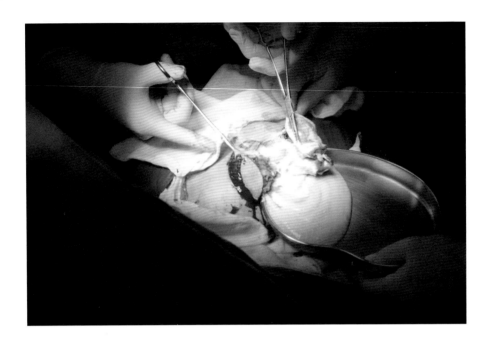

图 4 - 13　术中第一张照片

说明：梭形切除右乳肿物时，其后方的大量注射材料——奥美定随之溢出。

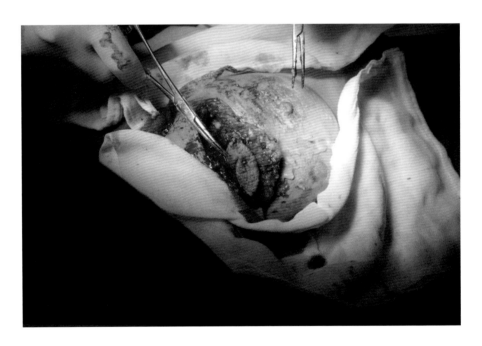

图 4 - 14　术中第二张照片

说明：右乳肿物已被切除。

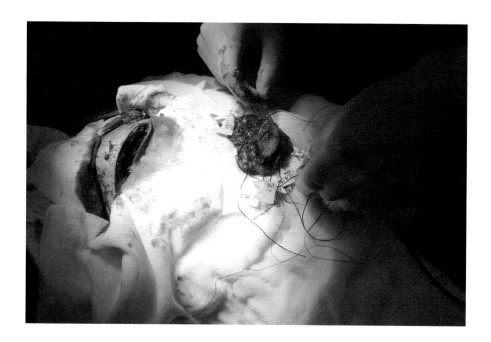

图 4 – 15　术中第三张照片

说明：将切除的右乳肿物边缘上、下、内、外分别用黑色缝线做标记后送术中快速冰冻病理诊断，等待冰冻病理诊断结果排除乳腺癌后，再进行下一步手术。

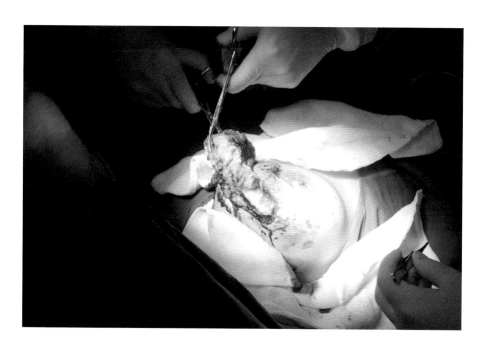

图 4 – 16　术中第四张照片

说明：右乳肿物梭形切除过程显露其后方的"奥美定池"。

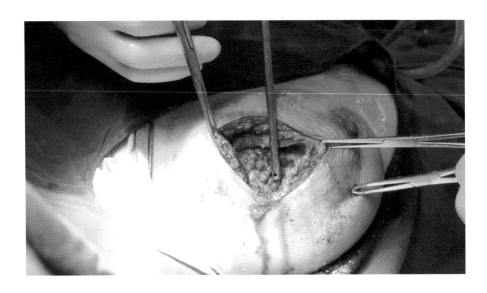

图 4 - 17　术中第五张照片

说明：清除奥美定后，见包膜囊壁增生的肉芽组织呈大小不等的球状，向囊腔突出；手术必须将此包膜囊壁及增生的肉芽组织全部切除，免留后患。

术中所见：大量黄色糊状注射材料聚集在包膜囊腔内，囊腔巨大，占据整个右乳房后间隙并向下延伸至上腹部肌层外，向后延伸至右侧后胸壁及肩胛下区，在这样巨大的囊腔内充满着黄色米糊状、半流体状注射材料——奥美定。

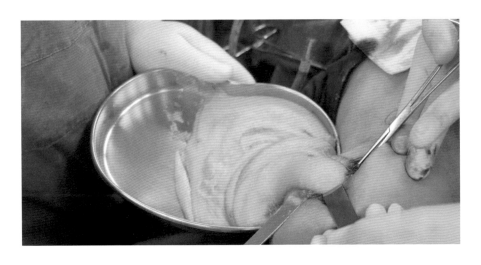

图 4 - 18　手术中从右乳内取出大量米糊状奥美定

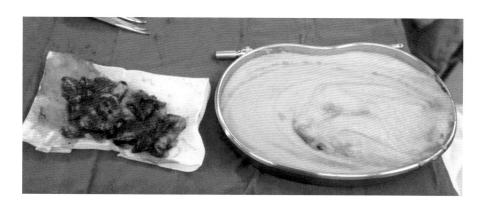

图4-19 术中先取出的奥美定及病变组织

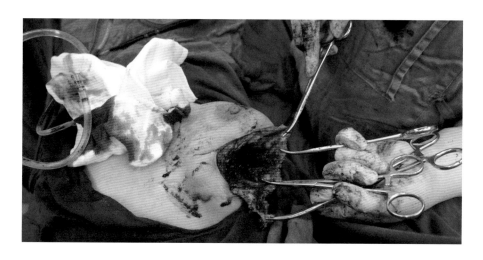

图4-20 手术要完全切除乳房内奥美定引起的包囊壁组织

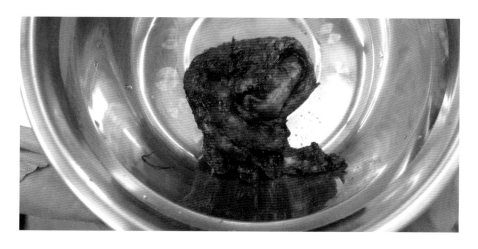

图4-21 手术完整切除的乳房内注射材料（奥美定）的包膜囊壁组织

（4）沿左乳晕缘皮肤切口逐层切开，显露左乳后方间隙注射材料所形成的包膜。切开包膜后，可见包膜腔内大量黄色米糊状注射材料潴留，囊腔上界至左锁骨下，外侧至腋前线，内侧至胸骨左旁，下界至左乳房下皱襞边缘，随即吸除囊内注射材料，约400mL，用大量无菌生理盐水冲洗囊腔，直至冲洗液清亮为止。切除包膜囊壁组织，创面内彻底止血后缝缩、修复、提升左侧乳房。

（5）在双侧乳房内放置引流管，逐层缝合切口，手术顺利完成。用敷料加压，包扎胸部。

术后第三天病人出院，门诊随诊。术后病理报告为双乳异物肉芽肿。

六、经验总结

（1）本例为双乳注射奥美定丰乳术后15年，注射材料从双侧乳房后间隙广泛游离移位至上腹壁及右胸背部、右肩胛下，而且注射材料四周的组织受到注射材料长期的物理化学刺激、腐蚀后，组织变性、增生，形成了巨大的包膜囊壁。这些包膜囊壁组织厚薄不均、范围广泛，与囊壁外组织界限不清，与胸壁肌层组织广泛粘连，与肋间及肋骨关系密切，有时很难分离，有可能导致术中病人大出血、休克（术中大出血、休克须开胸止血抢救的实际病例详情请阅读本书后续的相关章节），这些客观存在的实际病情，增加了手术难度与风险。

（2）手术的关键是：首先要切除乳腺内的肿块，送病理诊断，以排除乳腺癌。这是对任何一例双乳注射材料隆乳后合并有乳腺肿块的病人，在做清除奥美定手术时手术医生必须首先要做的事。如果没有排除乳腺癌，而只是单纯清除乳房内的注射材料——奥美定，手术很有可能造成癌肿扩散，后患无穷，教训非常深刻。

（3）手术不但要清除干净乳房内的注射材料，而且要切除由注射材料长期化学物理刺激，组织被破坏，出现炎症反应，变性坏死，增生机化、钙化的病变包膜囊组织，创造出较为新鲜的组织创面，才能有利于残腔的闭合和愈合。

（4）引流必须通畅，因为残腔大，不可能在手术中完全缝合残腔，为防止残腔内积液残留，必须要在残腔内放置合适的引流管，保持引流通畅，防止继发感染。

（5）术后要用弹力绷带对胸部适当加压包扎 10 天左右，以利于残腔的闭合。

（6）术中严格遵循无菌操作，尽量用大量无菌生理盐水将残腔内残留的奥美定清洗干净。

第四节　双乳注射隆乳术后左侧乳腺癌的诊治

一、病例介绍

病人：女性，39 岁。

病人自述为了追求乳房外形美，于 2006 年在当地某医院行注射材料丰双乳术，术后自感双乳外观形态尚好。2021 年 3 月病人发现左侧乳房有硬块，于 2021 年 11 月在当地医院行双乳注射材料取出术，但术后仍感觉左侧乳房内硬块存在并逐渐增大。于 2022 年 5 月 10 日来笔者所在的医院就诊，要求取出双乳内注射材料而住院治疗。

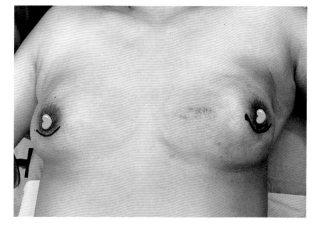

图 4－22　病人术前照片

说明：左侧乳头内陷，乳晕橘皮样变，乳晕区肿块质硬，界限不清。

病人曾于 2021 年 11 月在当地医院行双乳注射材料取出术，当时，在该院行两次左乳穿刺活检，检查结果为肉芽组织及注射物。2021 年 12 月在当地医院行微创右肺上叶肿瘤切除术，术后病理诊断为右上肺腺癌。近一年来，发现左侧乳房内肿块出现增大，乳头逐渐内陷，乳晕周围呈橘皮样变。

二、入院后查体

T：36.3℃，P：89 次/分，R：18 次/分，BP：135/68mmHg。病人体型较高、胖壮，双侧乳房基本对称，双乳丰满，双乳晕下缘见有陈旧手术痕，右胸外侧第 5 肋处可见一约 4cm 长横形陈旧手术痕。左乳晕周围皮肤呈类橘皮样变，左侧乳头凹陷，乳头无溢液，左侧乳房乳晕区可触及肿块约 2cm 大小，质较韧实，界限不清。右侧乳房可触及 1cm×1cm 大小的肿物，可活动。双侧腋下可触及淋巴结。

三、辅助检查

（1）双乳彩超检查结果：双侧乳腺增生；双乳腺混合性回声，性质待定；双乳腺后方混合性病灶，考虑为注射材料，乳腺 BI - RADS 分级为 2 级；双侧腋窝实性病灶，考虑为淋巴结。

（2）胸部 CT 平扫检查结果：右侧膈肌升高，双肺及纵隔未见异常。

（3）心电图检查结果：正常。

入院诊断：

（1）双侧乳房假体和植入物术后机械性并发症。

（2）左乳肿块性质待定。

（3）右肺上叶恶性肿瘤术后。

四、病例讨论及其结果

1. 病例讨论

根据本例病情特点进行病例讨论，讨论的主题是：病人的诊断和治疗问题。

（1）对于病人的诊断问题有两种不同意见：

第一种意见认为：病人曾先后行两次左乳肿块穿刺活检，检查结果为肉芽组织及注射物；乳腺 BI－RADS 分级为 2 级。根据这两个特点，本病例没有乳腺癌的可能性，建议只需直接手术取出双侧乳房内的注射材料。

第二种意见认为：病人既往有右上肺癌手术史，而且本次入院后体检发现：左乳晕周围皮肤呈类橘皮样变，左侧乳头凹陷，乳头无溢液，左侧乳房乳晕区可触及肿块，约 2cm 大小，质较韧实，界限不清。虽然病人先后行的两次左乳肿块穿刺活检结果均为肉芽组织及注射物，但根据病人的这些临床特点应该考虑患乳腺癌的可能性。手术时应该先将左乳晕区的肿块切取，做术中快速冰冻病理诊断，根据病理诊断结果决定是否排除乳腺癌。乳腺穿刺活检结果取决于穿刺部位和取材的多少，穿刺部位有误、抽取组织太少都可影响病理诊断结果。乳腺彩超是当下乳腺病检查的最常用方法之一，其结果受到超声机器和操作者的影响。病人乳腺病的临床特点绝对不能忽视。

（2）鉴于对本病例的诊断意见不同，治疗方面也有两种不同意见：

第一种意见是：直接手术取出双侧乳房内的注射材料，不必做其他手术。

第二种意见是：应该先切取左乳晕区内的肿块做术中快速冰冻病理诊断，待诊断结果出来后，根据病理诊断决定具体手术方案，较为稳妥。因为在诊断不明确的情况下，单纯取出双乳注射材料，万一漏诊了乳腺癌，取注射材料的手术可能会导致癌瘤扩散，后患无穷，这也是本次手术的主要风险所在。

2. 病例讨论结果

采纳了第二种意见：手术先将左乳晕区内的肿块切取做术中快速冰冻病理诊断，待诊断结果出来后，根据病理诊断决定具体手术方案。并将讨论结果详细告知病人，病人知情同意、签好手术同意书后，再实施手术。

五、手术主要步骤及难点、要点

1. 手术主要步骤

（1）病人于 2022 年 5 月 11 日上午在气管插管全麻下，仰卧位于手术台上，常规碘伏消毒前胸、上腹部及双上肢皮肤，铺无菌隔离巾。

（2）手术先做左乳晕下缘弧形切口，约 5cm 长，切开皮肤、皮下组织到达乳腺，解剖、分离肿物。术中见肿物组织呈鱼肉样，与周围组织无明显界限，与乳晕下方浸润粘连、难以分开，这样的肿块为乳腺癌的可能性较大，将肿块组织切取约 2cm 大小，做标本后送病理科做术中快速冰冻病理诊断，等待结果。

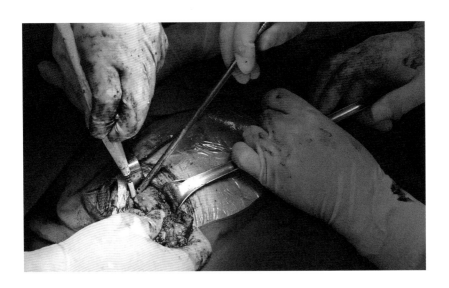

图 4 – 23　术中切除左乳晕旁肿块，做标本后送术中快速病理诊断

（3）术中利用等待病理诊断结果时间更换手术器械，从右侧乳晕下缘做弧形切口，约 5cm 长，行右侧乳房注射材料取出术。切开皮肤、皮下、乳腺组织直达右乳房后间隙，见一层淡黄色厚薄不均的包膜组织，将此包膜切开一小孔，包膜内包裹着黄色米糊状物，即可确定其为注射材料——奥美定。用超声刀沿着包膜外逐步解剖、游离，最后将包膜完整剥离出来。用无菌生理盐水反复清洗残腔，在残腔内放置一根硅胶引流管，经右乳外下方皮肤戳孔引出体外接负压瓶引流。右乳后方残腔彻底止血、清点物械如数后，逐层缝合切口。

（4）约40分钟后，左乳肿块术中快速冰冻病理诊断结果报回，诊断为左乳浸润性导管癌。

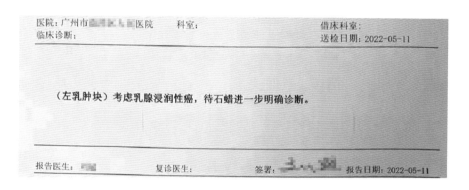

图 4-24　术中左乳晕下方肿块的冰冻病理诊断结果

（5）根据病理结果决定行左侧乳腺癌改良根治术，其理由是：乳腺癌病变部位位于左侧乳晕区，而且与周围的乳腺组织界限不清，不宜行保乳手术。手术切口取以左乳晕为中心约 15cm 长的横梭形切口，皮肤切缘距肿块 3cm，切开皮肤、皮下，在脂肪层内游离皮瓣：内侧至胸骨旁，外侧至背阔肌前缘，上至锁骨下，下至腹直肌上缘。逐步将左乳房及左侧胸大肌肌膜、注射材料及包膜整块切除。然后清扫左侧腋窝，见有多个豆粒大小淋巴结，将其连同腋窝脂肪组织一并清除，再将胸小肌前后方脂肪淋巴组织清除。由于乳房后间隙长期受到注射材料腐蚀和破坏，胸大肌充血、水肿，胸大肌肌膜与注射材料刺激形成的包膜相互致密粘连，渗血多、层次欠清，解剖分离非常困难，其手术难度远远大于没有注射材料的乳腺癌根治术。左乳残腔内用 1g 5-氟尿嘧啶蒸馏水浸泡 15 分钟，彻底止血、清点物械、放置引流管后，缝合切口，用敷料加压包扎，手术顺利结束。

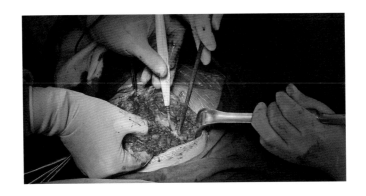

图 4 - 25 左侧乳腺癌改良根治手术中

说明：在直视下仔细分离、解剖胸大肌筋膜与乳腺后方的广泛粘连。

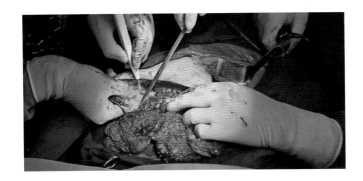

图 4 - 26 手术进行中图片（1）

说明：手术将胸大肌肌膜连同注射材料所形成的包膜囊壁组织包括左侧乳房及癌变组织肿块一起切除。

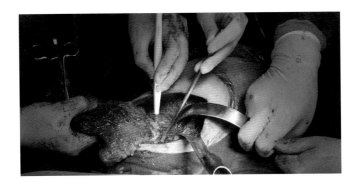

图 4 - 27 手术进行中图片（2）

说明：小心清扫胸小肌周围的脂肪淋巴组织及左腋窝的脂肪淋巴组织。

术后免疫组化结果诊断为三阴性乳腺癌，预后较差，需要及时行术后化疗。

2. 手术的主要难点

（1）双侧乳腺及周围组织由于长期遭到注射材料的腐蚀、破坏，发生组织变性，肉芽组织增生、癌变。组织的正常形态、层次不清，增加了手术难度。

（2）由于乳房正常组织结构层次遭到严重破坏，手术无法按照常规的乳腺手术方法和步骤进行操作，只能根据

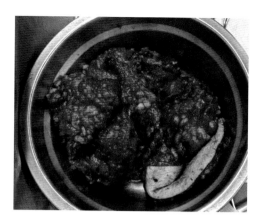

图4-28　手术根治性切除左乳的标本

说明：为手术整块切除的左侧乳腺及清扫出来的胸小肌周围及左腋窝的脂肪淋巴组织大体标本。

乳房及周围组织被破坏的程度、肿块的大小和部位、注射材料游走的范围、包膜壁组织的大小和厚度以及是否有癌变等来决定具体的手术方法。

（3）本例为双乳注射材料合并左侧乳晕区的乳腺癌，不宜行保乳手术。必须首选根治乳腺癌的手术方式，然后清除注射材料，还要切除注射材料所形成的包囊壁组织。

（4）本例病人就乳腺癌改良根治手术本身来讲，与常规的乳腺癌改良根治术有很大不同，手术难度大为增加，因为胸大肌及其周围的组织遭到注射材料的长期破坏，组织出现了粘连、变性、增生，层次不清，导致局部解剖、分离非常困难，创面渗血多，容易造成误伤。

（5）清扫胸小肌周围的脂肪淋巴组织和腋窝内的脂肪淋巴组织的难度更大，这是因为局部解剖层次不清，术中稍有不慎就会导致血管、神经的误伤，造成严重不良后果，但如果不清扫腋窝淋巴结，达不到手术根治的目的。本例手术就是在这样艰难的条件下行左侧腋窝较为彻底的淋巴清扫术。

肉眼所见：

标本经10%中性福尔马林溶液固定
灰白灰黄组织多块，大小共3cm×1.5cm×1cm。**全取制片。**

光镜所见：

异型细胞浸润性增生；周围组织中见蓝染的无定形物。

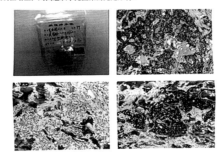

病理诊断：

冰冻报告：

（左乳肿块）考虑乳腺浸润性癌，待石蜡进一步明确诊断。

石蜡报告：

（左乳肿物）浸润性乳腺癌，结合形态学及免疫组化结果，符合浸润性导管癌，3级（基底样亚型）；周围组织中见蓝染的无定形物，结合病史，符合异物沉积。

◎ Nottingham（诺丁汉）分级系统：3+3+3=9，乳腺癌组织学分级：3级；

形态学特征	评分
-腺管结构	3分：少或无（<10%）；
-细胞核的多形性	3分：细胞核大，形态多样；

图4-29　术中冰冻病理诊断结果报告单

临床诊断：双侧乳房假体和植入物术后机械性并发症　　病理检测类型：常规病理活体组织检查

-核分裂计数（每10HPF的核分裂数目）　　　　3分：≥18/10HPF；

备注：视野直径（0.55mm），视野面积（0.237mm²）；

A#免疫组化结果：E-cad（+），P120胞膜（+），P63（-，肌上皮缺失），P53（野生型），EGFR（+），CK5/6（+）。

ER：阴性（-），PR：阴性（-），

CerbB-2：阴性（-），Ki-67：热点区域（70%+）；

....

附：关于ER、PR及CerbB-2判读规则说明：

1、ER、PR判读规则：

1.1 染色强度：表示阳性肿瘤细胞的平均染色强度；

即：阴性（-），弱阳性（+），中等阳性（++），强阳性（+++）；

1.2 染色占比：表示染色阳性肿瘤细胞占所有肿瘤细胞的比例；

1.3 ER判读标准：

阴性：<1%肿瘤细胞核着色；

低表达：1%-10%肿瘤细胞核着色；

阳性：>10%肿瘤细胞核着色；

1.4 PR判读标准：

阴性：<1%肿瘤细胞核着色；

阳性：≥1%肿瘤细胞核着色；

2、CerbB-2判读规则：

阴性（-）：无染色或≤10%的浸润癌细胞呈现不完整的、微弱的细胞膜染色；

阴性（1+）：>10%的浸润癌细胞呈现不完整的、微弱的细胞膜染色；

弱阳性（2+）：>10%的浸润癌细胞呈现弱至中等强度的完整的细胞膜染色或≤10%的浸润癌细胞呈现强而完整的细胞膜染色；

阳性（3+）：>10%的浸润癌细胞呈现强、完整、均匀的细胞膜染色。

建议：对CerbB2/Her 2+的病例做FISH Her2基因检测以进一步明确Her2基因有无扩增。

3、临床意义：

乳腺癌的分子分型对个体化治疗方案的选择具有重要的参考价值，具体分型原则如下：

图4-30　术后免疫组化结果报告单

六、经验总结

从本例病人诊治过程中吸取的经验与教训：

（1）乳腺癌的临床表现特点与乳腺影像学表现的关系：乳头凹陷、酒窝征、乳腺肿块质硬、界限不清。这些临床特点是乳腺癌的典型临床表现，乳腺外科医生和整形美容科的医务人员绝不能对此视而不见，不能想当然，而片面依赖乳腺影像学诊断。乳腺影像学诊断在乳腺疾病的诊断中的作用不可忽视，但是由于机器、操作者的技术和经验等因素的影响，其准确性有限。作为乳腺外科医生或整形美容科医生，如果忽视病人的临床表现，不仔细做病人的查体和分析病情，而单纯依赖乳腺影像学报告，很有可能误入歧途，导致误诊、误治。

（2）正确的病理诊断为乳腺疾病的治疗提供最可靠的依据，而正确的病理诊断取决于病理标本的准确性。如果所取的病理标本不正确或标本量过少，必然影响病理诊断的准确性。本例就是一个典型案例，本病例左侧乳腺曾做过两次穿刺活检，病理诊断结果为肉芽肿。如果仅根据这样的病理结果，不结合病人的临床特点，必然导致本例病人的误诊误治，其结果后患无穷。

（3）本例病人在诊治过程中，专家们虽然有两种不同见解，但笔者根据病人的临床特点，果断采取了术中先切取左乳肿物做术中快速冰冻病理诊断的方法，结果被确诊为左侧乳腺癌，及时实施了左侧乳腺癌改良根治术，然后再实施注射材料清除的相关手术，避免了漏诊误诊给病人造成的严重不良后果。

第五节　双乳注射隆乳术后右侧乳腺癌的诊治

一、病例介绍

病人：女性，43 岁。

注射丰乳材料后 12 年、手术取出注射材料后 8 年、右乳发现硬块 1 年。

病人于 12 年前为了追求乳房形态美，曾在当地医院行注射材料丰双乳术，因丰乳术后注射材料引起双乳不适，担心引起"病变"，故于 8 年前在当地医院手术取出双乳内的注射材料。近 1 年多来，发现双乳内有大小不等的硬块，B 超检查发现：双乳有材料残留，右乳 1 点钟处有 5cm×2cm 实质性硬块，乳腺彩超 BI – RADS 分级为 Ⅳ 级，遂来我院就诊，要求取出材料及硬块。病人于 2016 年 8 月 28 日住院治疗。家族直系亲属中无乳腺癌病史。

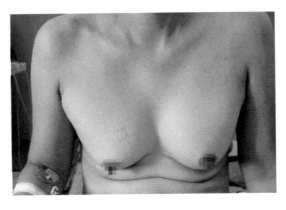
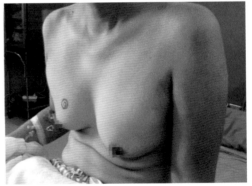

（a）正位照片　　　　　　　　（b）斜位照片

图 4 – 31　病人右乳内上象限肿物标记

二、入院后查体

T：36.8℃，P：90 次/分，R：20 次/分，BP：113/63mmHg。神志清楚，精神可，心肺及腹部、四肢均未见阳性体征。

三、辅助检查

双乳基本对称，乳头无内陷、无溢液。双侧乳房内均可触及大小不等、界限不清的肿物及条索状物，特别是在右乳内上象限可触及约 2.5cm × 1.5cm 大小的肿物，质硬，不光滑，界限不清，双腋下未触及肿大淋巴结。乳腺彩超检查结果如图 4-32 所示。

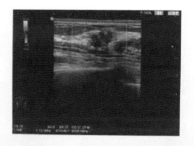

检查描述：
双侧乳腺对照探测：
2D：双侧乳腺内部光点增粗、增强，分布不均，右侧乳腺1点钟方向见一形态不规则低回声光团，边界欠清，范围约12mm×9mm，内部回声不均。
双侧乳腺体后方可见混合性回声，内见粗光点、光条，前后径分别约13mm（左侧）、14mm（右侧）。
双侧腋窝均可探及低回声光团，边界清，内回声均匀，其中一个大小分别约8mm×5mm（右侧）、8mm×5mm（左侧）。
CDFI：上述乳腺内低回声可见少许彩色血流信号，乳腺后方混合性回声周边及内部未见彩色血流信号显示。

诊断意见：
双侧乳腺结构不良；
右侧乳腺内低回声包块，乳腺BI-RADS分级：Ⅳ级。
双侧乳腺后方混合性病灶，考虑注射材料，乳腺BI-RADS分级：Ⅱ级。
双侧腋窝淋巴结显示。

图 4-32　术前乳腺彩超报告单

四 、 住 院 诊 治 经 过

病人不远万里来到笔者所在的医院就诊的主要目的是：彻底清除双侧乳房内残留的注射材料——奥美定；切除双侧乳房内的肿块。但是整形美容科的业务范围是乳房的整形美容，切除乳房内的肿块以及进一步的手术治疗不属于整形美容科的业务范畴。

为了帮助病人实现这两个目的，不造成误诊误治，整形美容科和乳腺外科的专家们需联合起来，互相取长补短，合情、合理、合法地为病人手术。

五 、 病 例 讨 论 及 其 结 果

因为本例病人的病情涉及整形美容科和乳腺外科两个专业，所以组织了这两个科室的专业技术人员进行病例讨论，讨论的主要议题是：

（1）本病例的诊断问题。是否有合并乳腺癌的可能性？

（2）本病例的治疗问题。病人双侧乳房内有大量的注射材料残留，需要手术取出注射材料，切除其包膜囊以及变性增生的肉芽肿组织。病人右乳内上象限肿块被高度怀疑是乳腺癌，手术中必须首先搞清楚这一问题，再予以相应的手术治疗。如果漏诊或误诊了乳腺癌，将会给病人带来灾难性的后果。

根据病例讨论结果，整形美容科和乳腺外科专家们同台为本例病人实施手术治疗。

六 、 手 术 主 要 步 骤

（1）病人在气管插管全麻下，仰卧位于手术台上，常规碘伏消毒皮肤，铺无菌隔离巾。

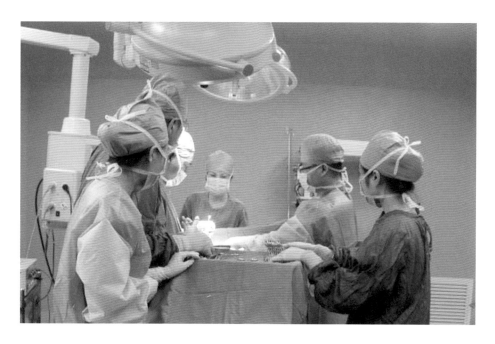

图4－33　整形美容科与乳腺外科专家们同台手术照片

（2）手术先在右乳内上象限肿物周围注射美蓝，15分钟之后在肿物周围做梭形手术切口，完整切除肿物及周围1cm的乳腺组织，分别做标记后，送术中快速冰冻病理诊断。

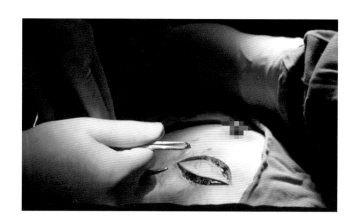

图4－34　右乳手术切除肿物

说明：以肿物为中心，行梭形切口，切除肿物及周围1cm范围的乳腺组织，送快速冰冻病理诊断。

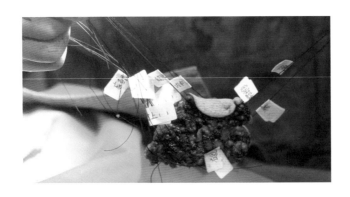

图 4-35　切除的右乳肿物

说明：手术切除右乳肿物及周围约1cm范围的正常乳腺组织做标本，分别用缝线在标本切缘的内、外、上、下、底部做标记后送快速冰冻病理诊断。

（3）术中病理诊断结果为右乳浸润性导管癌。为明确有无淋巴转移，随后行右侧前哨淋巴结取活检术：按照美蓝染色部位，在右腋窝前方、胸大肌外缘做一2cm皮肤切口，切取部分被染色的脂肪淋巴组织做标本，送快速冰冻病理诊断，但结果不能判定有无前哨淋巴转移，因此无法实施保乳手术。我们决定行右侧乳腺癌改良根治术＋双侧乳房内注射材料清除术＋包膜囊及肿物清除术。

（4）将手术清除的乳房内注射材料及切除的肿物包膜组织做标本，送术后常规病理及免疫组化检查。

（5）然后更换手术器械，行左侧乳房注射材料取出术＋包膜、肿块切除术，术程顺利。

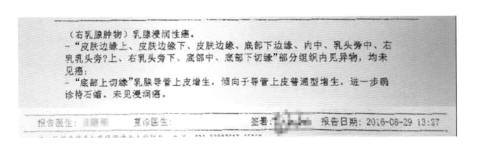

图 4-36　术中右乳肿块冰冻病理结果

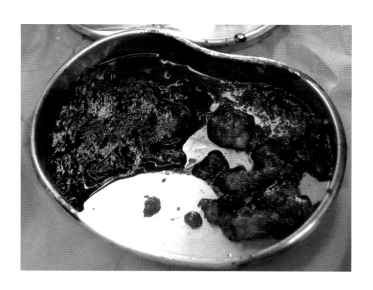

图 4 - 37　左乳取出的注射物及肿物

说明：术中从左侧乳房内取出注射材料及肿物，留部分做标本送病理诊断。

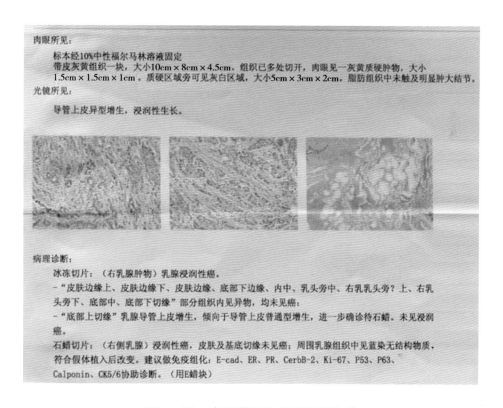

图 4 - 38　术后常规病理结果报告单

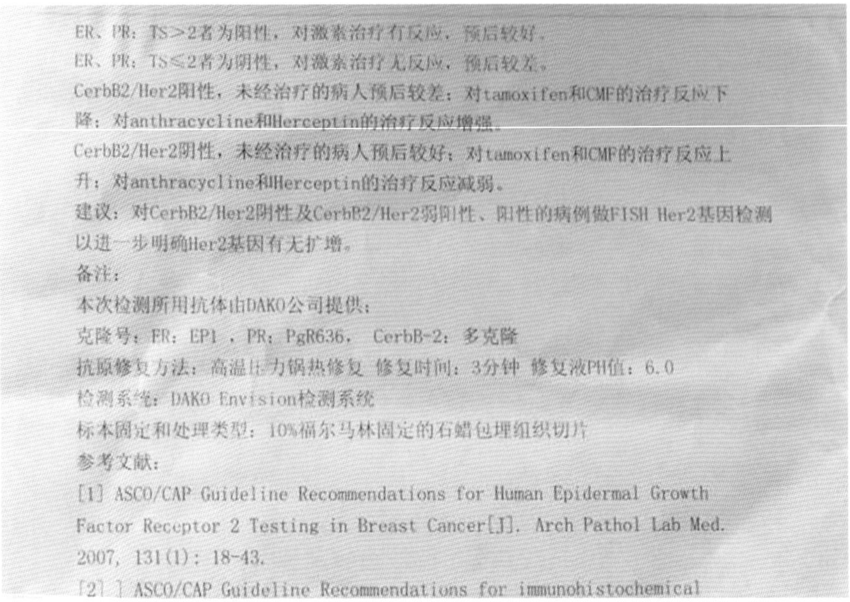

ER、PR：TS＞2者为阳性，对激素治疗有反应，预后较好。

ER、PR：TS≤2者为阴性，对激素治疗无反应，预后较差。

CerbB2/Her2阳性，未经治疗的病人预后较差；对tamoxifen和CMF的治疗反应下

降；对anthracycline和Herceptin的治疗反应增强。

CerbB2/Her2阴性，未经治疗的病人预后较好；对tamoxifen和CMF的治疗反应上

升；对anthracycline和Herceptin的治疗反应减弱。

建议：对CerbB2/Her2阳性及CerbB2/Her2弱阳性、阳性的病例做FISH Her2基因检测

以进一步明确Her2基因有无扩增。

备注：

本次检测所用抗体由DAKO公司提供；

克隆号：ER：EP1，PR：PgR636，CerbB-2：多克隆

抗原修复方法：高温压力锅热修复 修复时间：3分钟 修复液PH值：6.0

检测系统：DAKO Envision检测系统

标本固定和处理类型：10%福尔马林固定的石蜡包埋组织切片

参考文献：

[1] ASCO/CAP Guideline Recommendations for Human Epidermal Growth

Factor Receptor 2 Testing in Breast Cancer[J]. Arch Pathol Lab Med.

2007, 131(1): 18-43.

[2] ASCO/CAP Guideline Recommendations for immunohistochemical

图4-39　术后免疫组化结果报告单

病人术后经过了化疗、放疗及内分泌治疗。随访至今已经6年，病人情况良好，未见乳腺癌复发征象。

七、经验总结

（1）本例病人的特点是双乳注射材料丰乳后合并乳腺癌发作。

（2）由整形美容科和乳腺外科的专家们同时为病人会诊，进行同台手术，彼此紧密配合，充分发挥各自的专业优势，为病人解决了两个不同专科的难题，获得了良好的治疗效果。

第五章　乳房注射隆乳术后各疑难病症的诊治实例

 第一节　双乳注射隆乳术后双乳巨大的诊治

一、病例介绍

病人：女性，61 岁。

为了追求乳房外形美，病人于 1997 年在上海某医院行注射材料丰双乳术，术后双乳一直有异物感，2015 年起发现双侧乳房逐渐增大，尤其是左乳增大更加明显，未引起重视。但双侧乳房随着时间变化，继续增大到足球大小，特别是左乳高度膨隆，不能推动；乳区皮肤菲薄、发红，伴有疼痛，因双侧乳房肿大，似两块巨石压在前胸，夜间睡觉时不能仰卧，只能侧卧睡觉，寝食难安，严重影响着病人的生活。病人于 2020 年 4 月 2 日来到笔者所在的医院求治，并住院治疗。

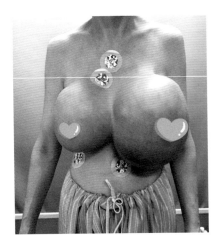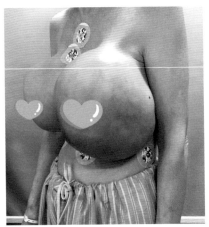

图 5 - 1　病人入院时的照片

说明：心电图检查的电极无法放置在正常部位；这样的"乳房"，实属罕见、令人惊讶！

二、入院后查体

病人双侧乳房巨大如前胸悬挂着两个足球，左乳明显大于右乳，双乳房不对称，外形不规则，双乳高度膨隆，皮肤张力大，皮肤菲薄、发红，呈暗红色。皮温高，触痛明显，以左乳为甚，乳房表面可触及大小不等的硬结，双乳固定，活动度差，质硬，双侧腋下及锁骨上窝未触及肿大淋巴结。

三、辅助检查

（1）乳腺彩超检查结果：双乳腺实质性病灶（右乳多发），注射材料与占位病灶鉴别，乳腺 BI - RADS 分级为Ⅳ级；双侧乳腺后方混合性病灶，考虑为注射材料，乳腺 BI - RADS 分级为Ⅱ级。

（2）胸部 CT 检查结果：右肺中叶肺炎；双侧乳房外周软组织钙化，性质待定；左侧乳房假体大于右侧，密度不均。

（3）彩超检查结果：左肾囊肿；肝胆胰脾、子宫附体未见异常。

初步诊断：双乳丰乳后多发肿块，性质待查。

四、病例讨论及其结果

病人入院后完善了相关检查。面对本例罕见的双乳注射隆乳术后巨乳病例，我们及时组织了整形美容科和乳腺外科的专家们进行全面细致的术前讨论及风险评估，讨论的议题是：

（1）是什么原因导致了双侧乳房如此巨大？有没有合并肿瘤的可能性？

（2）用什么手术方法治疗？

根据上述议题进行了认真讨论，讨论的结果是：

（1）病人行注射隆乳术后导致了双乳巨大，要考虑有并发肿瘤的可能性，虽然没有发现远处转移征象，但手术中首先要排除乳腺癌。

（2）手术治疗是唯一有效的治疗方法，取出双乳内的注射材料——奥美定及因其所形成的包囊壁组织和肿块。

（3）手术后病人的双乳会变成两个"空皮囊"，病人可能无法接受。

根据讨论结果，首先告知病人及其家属病情、手术目的、手术方法、手术风险、术后可能出现的并发症等，病人及其家属表示知情同意，在手术同意书上签字"同意手术"，并特别注明能够接受手术后双侧乳房的变形。

经过了充分的术前准备之后，病人于2021年4月3日，在手术室气管插管全麻下行双乳房植入物去除术、双乳腺多发肿物切除术和双乳成形术。

五、手术主要步骤及难点、要点

1. 手术主要步骤

（1）病人在气管插管全麻下，仰卧位于手术台上，双上肢外展90°。

（2）胸腹及双上肢皮肤常规用安尔碘消毒，术区铺无菌隔离巾。

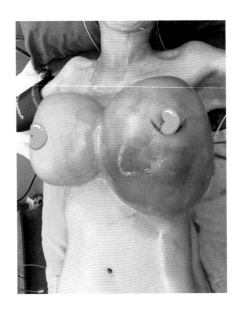

图 5 - 2　病人仰卧位于手术台上

（3）手术先从左侧乳房开始，切口取左乳晕下皮肤弧形切口，约 6cm 长。逐步切开皮肤、皮下及部分乳腺组织后，见有大量浑浊、内有豆腐渣样的咖啡色积液溢出，疑似为注射物和被注射物腐蚀、已坏死液化的组织形成的混合物。手术清除了这些内容物约 2 000mL 之后，见左侧巨大的乳房即刻萎陷，随后探查左乳及周围组织形成的巨大囊腔，囊腔壁由周围乳腺组织及增生的组织形成。

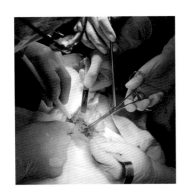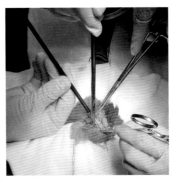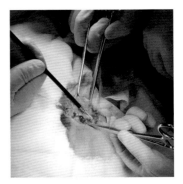

图 5 - 3　术中双侧乳晕下做弧形切口

（4）手术沿着左侧乳房内的残腔壁逐步分离，探查左侧乳房内由于大量的注射材料——奥美定二十余年的化学刺激、腐蚀、挤压、扩张，正常乳腺组织、肌层组织被破坏，乳腺后方与胸大肌之间形成了不规则形的巨大残腔，残腔壁厚薄不均，不光滑，形成大小不等形态各异的鹅卵石状肿物。手术逐步分离、解剖，切除了残腔壁及肿物，将这些病变组织留作标本，即刻送病理科，做快速冰冻病理诊断。结果显示左乳肿块组织为大量蓝染无结构物，见有乳腺导管上皮细胞增生，异型性不明显，局灶胶原纤维增生，钙盐沉积，淋巴细胞浸润，待进一步明确诊断。

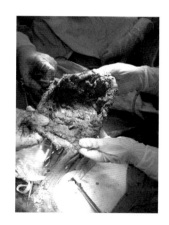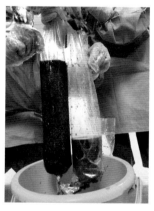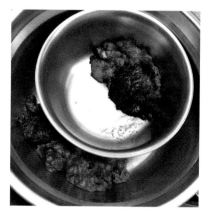

图 5 - 4　术中从病人双乳房内取出的咖啡色样物与奥美定、囊腔壁组织及肿块

（5）然后做右侧乳手术，手术方法基本与左侧乳房手术方法相同。清除右侧乳房内豆腐渣样混合半流体样物，约 1 800mL。分离解剖切除了残腔壁及肿物后，将这些病变组织送术中快速冰冻病理诊断，结果与左侧乳腺的病理结果相似，未见乳腺恶性肿瘤细胞。

（6）将双侧乳房残腔用大量生理盐水反复清洗干净后，用 3 - 0 可吸收缝合线逐步将残留的乳腺组织与胸壁残存组织缝合，修复双侧乳房、乳晕，使双侧乳房、乳晕、乳头的形态基本保持一致。双侧乳房内各放置一条硅胶引流管后，逐层缝合切口，手术历经 6 小时顺利结束。术后病人恢复顺利，双侧乳房明显小于术前。

　　术后双侧乳房明显变小了，但这是病人自己真正的乳房，双侧乳房基本对称，手术去除了压迫在病人前胸数十年的巨石，排除了乳腺癌的可能，解除了病人心腹之患，术后病人非常满意。后随访 1 年余，情况良好。

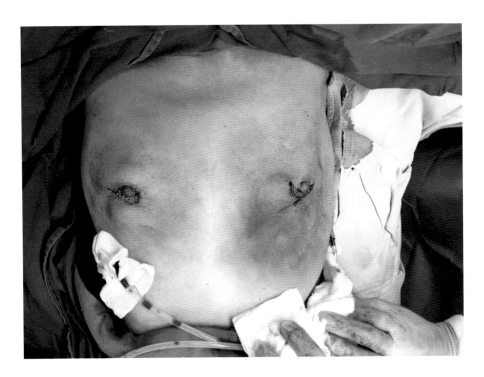

图 5-5　病人术后双侧乳房即刻照片

　　2. 手术主要难点

　　（1）"罕见的双侧巨乳"。本病例是双侧乳房内注射奥美定丰乳后 23 年，双乳进行性增大，左乳更巨大，像两块巨石压迫在前胸，非常罕见。

　　（2）引起双侧乳房进行性增大的原因与注射材料丰乳有关，但除此之外需判断是否还有其他原因引起乳房增大，如肿瘤、炎症。

　　六、经验总结

　　（1）首先要排除乳腺癌，因为病人双侧乳房巨大，双侧乳房内多发大小不等的肿块，术前穿刺取活检所取到的组织标本量有限，容易出现假阴性结果，在术中进行快速冰冻病理诊断，排除恶性肿瘤较为可靠。本病例的手术就是首先切取双乳肿物做术中快速冰冻病理诊断排除了乳腺癌之后，才实施下一步具体手术方案的。

（2）手术中清除了大量的双乳内注射材料后，残腔巨大，切除残腔壁及周围的肿物后，剩余的健康组织少。充分利用双乳及胸壁残存的相对健康组织来修复双侧乳房，取得了令病人基本满意的效果。

（3）对于本例罕见的"巨乳"病例，整形美容科与乳腺外科专家们共同努力、密切协作、同台手术，解除了病人的心腹之患。

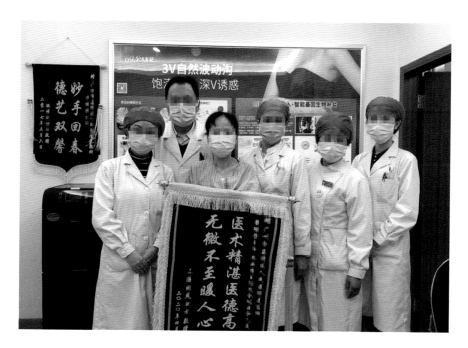

图 5 - 6　病人出院前与医务人员合影留念

第二节 双乳隆乳术后前胸壁流脓的诊治

一、病例介绍

病人：女性，56 岁。

为了追求乳房美，病人于 2002 年在黑龙江某美容院行注射材料丰双乳术，术后一直感到双乳房不适，外形不佳，触之有囊性感；于 2007 年在某整形医院行双乳房内注射材料取出术。术后双侧乳房内积液，右前胸壁胸骨旁 3、4 肋处皮肤破溃，形成窦道，反复流脓，伤口久不愈合。病人痛苦不堪，多处求医治疗，均无效果。

病人于 2019 年 9 月 8 日到笔者所在的医院就诊，要求解决双乳多发肿物及前胸壁多个窦道反复流脓问题，并住院治疗。

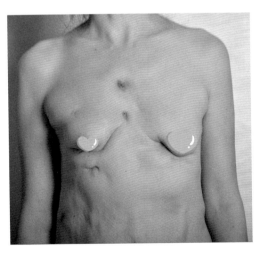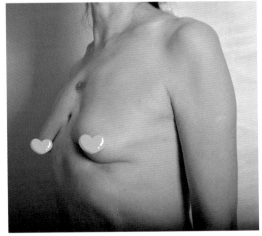

图 5-7 病人入院时的照片

说明：可见前胸壁多个皮肤窦道与乳房相通。

二、入院后查体

双乳相对对称，中度下垂，双乳头、乳晕未见异常。左、右乳房下皱襞，右前胸骨旁3、4肋软骨处分别有四个皮肤陈旧破溃瘘口，有黏液及脓液流出。双侧乳房可触及硬块，范围约7cm×8cm，无触无痛，边界欠清。双腋下未触及肿大淋巴结。

三、辅助检查

（1）双乳彩超检查结果：双侧乳腺后方混合性病灶，考虑为注射材料；双侧乳腺下方皮下肌层内低回声区；右侧乳腺体层内低回声区。

（2）胸部CT检查结果：未见胸内异常。

（3）乳腺及窦道组织活检病理诊断为：大量中性粒细胞及少许上皮样细胞。

四、病例讨论及其结果

面对这样一个右侧乳房及前胸壁有瘘口、经过多次手术均未能解决问题的疑难复杂病例，处理起来非常棘手，怎么办？用什么方法才能彻底解决病人的问题？

病人入院完善了相关检查后，整形美容科、乳腺外科、胸外科等专业技术人员进行了认真细致的病情分析和病例讨论，其议题是：

（1）病人的特点是双侧乳房注射材料隆乳术后并发了前胸壁多个窦道形成，窦道与乳房及胸壁、胸腔的关系是什么？

（2）用什么方法治疗？

（3）病人既往已经多次手术均未能解决问题，术后依然如旧，本次手术应该怎么做才能彻底解决问题，不留后患？

（4）是否有肿瘤的可能性？

经过讨论，为本例疑难病人制订了一套手术治疗方案：

（1）手术要探明胸壁窦道的走向和深度、窦道与乳腺组织的关系、窦道与胸骨及肋骨的关系，行双乳注射材料取出术。

（2）行双乳多发肿物切除术，切除窦道壁以及坏死增生的肉芽组织，做术中快速冰冻病理诊断以排除肿瘤。

（3）行双乳成形术。

五、手术主要步骤及难点、要点

1. 手术目的

（1）取出双侧乳房内的注射材料。

（2）切除乳房内的肿物，明确病理诊断，排除肿瘤。

（3）探明前胸壁内窦道的深度和走向，清除前胸壁内窦道的坏死组织，消灭窦道；使双侧乳房成形，基本修复乳房外形美。

2. 手术主要步骤

（1）病人在气管插管下全麻，仰卧位于手术台上，双上肢外展90°。

（2）前胸及双上肢常规用安尔碘消毒皮肤，铺无菌隔离巾。

（3）将无菌生理盐水 50mL + 美蓝 1mL 从右乳下皱襞外窦道口内缓缓注入窦道内，一边注入一边观察。见美蓝液从右前胸壁另外的两个窦道口溢出，证明病人右前胸壁的 3 个窦道口之间是相互贯通的。

（4）在右乳房下皱襞处皮肤窦道口处做一棱形切口，切除原来的皮肤疤痕组织及外瘘口，约 6cm 长，沿窦道壁美蓝染色的范围，逐步分离、解剖，切除窦道壁及周围的乳腺肿块。切除过程中，见窦道内有较多坏死的脓性黏液组织与注射物（奥美定）交织在一起；胸大肌已经变性形成较坚硬的肉芽结块，结块内有半透明的颗粒状注射材料——奥美定。

（5）沿着被美蓝染色的窦道壁外，在直视下小心分离、解剖，切除肿块病变组织过程中，保护好正常组织。由于窦道深，切口较小，无法直接观察窦道内的情况，因此术中使用了腔镜。将腔镜从窦道外口缓缓伸入窦道内，可在屏幕上观察窦道走向及窦道内情况，为手术指引方向。在腔镜指引下探查发现窦道，窦道向上到达右腋窝，向内壁到达胸骨右侧2、3肋处，见肋骨完整、胸骨未被破坏。在腔镜辅助下沿着窦道壁清理、切除窦道壁所有病变组织，送病理科做快速冰冻病理诊断，诊断结果为异物肉芽肿反应，未见明确恶性肿瘤证据。

（6）切除肿物后，用无菌生理盐水反复冲洗右乳残腔，彻底清除右乳后方及胸肌间隙内残留的注射材料——奥美定。

（7）用3-0可吸收缝合线将右乳腺及周围残留的正常组织缝合，重塑乳房的外形，但因组织缺块较多，修复后右乳明显变小，但能获得一定的美容效果。彻底止血后，放置引流管，接负压引流瓶并缝合皮肤切口。

（8）用与右乳同样的手术方法，顺利完成左侧乳房手术。

（9）术后病人恢复顺利。术后病理报告为：双乳异物巨细胞反应及慢性炎症，异物肉芽组织形成，未见肿瘤细胞。

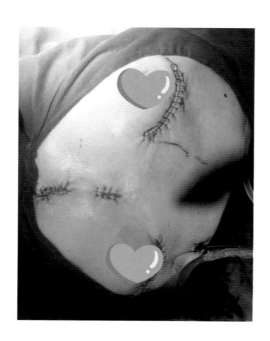

图5-8　病人术后胸壁伤口及双侧乳房照片

说明：切除前胸壁窦道壁病变后，创造了新鲜创面，并重新缝合。

术后随访 2 年余，病人情况良好。

3. 手术难点

前胸壁慢性复杂型窦道的诊断与治疗，是临床上非常棘手的难题之一。原因之一是前胸壁解剖位置重要，邻近胸腔、心、肺；原因之二是胸壁慢性复杂型窦道范围及深度不详；原因之三是窦道的病因复杂，可能为炎症、肿瘤、结核、异物等引起。通过一次手术要解决三个复杂问题。

六、经 验 总 结

（1）本病例前胸壁慢性复杂型窦道的最直接的原因是双侧乳房注射材料，这种注射材料长期聚集在乳房后刺激周围组织增生、变性、坏死、腐烂，直接穿透皮肤引起窦道长期不愈合。另外，这些注射材料长期刺激组织很有可能会引起恶变，也是诊治中必须考虑的问题。

（2）本病例曾经在多家医院多次手术治疗后效果仍欠佳，窦道反复流脓不愈，除了要考虑注射材料所致之外，还要想到其他原因引起的可能，如肿瘤、结核等，这些都需要鉴别。不同病因应采取相应的治疗方法，否则病情会越发复杂、严重。本例病人就是因为没有完全诊断清楚，采取了治标不治本的手术治疗方法，导致术后病情反复发作，越来越复杂。

（3）我们为本例病人治疗成功的关键是：首先明确病因，排除肿瘤、结核之后，借助于腔镜探明窦道的走向、深度、范围，完全清除窦道壁及周围变性坏死组织，完全清除乳房内的注射材料。用大量无菌盐水冲洗干净残腔，创造新鲜组织创面，有利于组织愈合。

第三节 注射隆乳术后左锁骨上窝肿块的诊治

一、病例介绍

病人：女，40岁。

为了追求双侧乳房的丰满、外形美观，病人于2012年在当地的一家美容院进行了双侧乳房内注射材料丰乳术。术后逐渐发现双侧乳房内有大小不等的肿物，未引起重视；于2018年初发现左腋下肿物，随后又发现左侧颈部锁骨上窝肿物突出。初始肿物约一拇指头大小，随着时间推移，左侧颈部肿物逐渐增大至鹅蛋大小，无红肿热痛，因肿物增大充满了左侧锁骨上窝，导致两侧锁骨上窝不对称，既影响美观，又担心有癌变，为此病人四处求医，但都没有效果。病人于2019年3月15日来到笔者所在的医院求治，并住院治疗。

二、入院后查体

病人颈软、无抵抗，双侧颈静脉无充盈，肝颈静脉回流征；气管居中，双侧甲状腺无肿大；左颈侧区及左锁骨上窝区可触及一个椭圆形约9cm×7cm大小的肿物，表面光滑无红肿，无触痛，无搏动，质较软，活动度差，肿物大部分位于左锁骨上窝内；右侧锁骨上

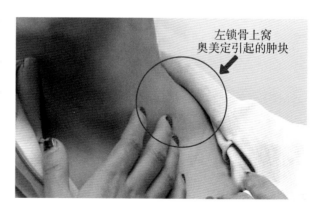

图5-9 术前病人照片

说明：左锁骨上窝有肿块。

窝区及右颈部未触及肿物；双侧乳房基本对称，右乳外上象限、外下象限分

别可触及 6cm×8cm、7cm×9cm 大小的肿物，表面光滑，无红肿，无触痛，肿物与周围的乳腺组织界限不清，中等硬度；左侧腋窝可触及一个约 6cm×9cm 大小的椭圆形肿物，表面光滑，无红肿，无触痛，中等硬度；右腋下未触及肿物。

三、辅助检查

胸部 CT 及彩超检查结果：双乳左锁骨上窝及左腋下肿物与注射材料可能有关；双肺及纵隔未见异常。

病人的病情特点是：有双乳注射材料丰乳手术史；双侧乳房内多发肿物；左侧腋窝内肿物；左锁骨上窝及左颈侧区肿物。

四、病例讨论及其结果

根据病人病情特点，乳腺外科、整形美容科、胸外科、麻醉科的专家们进行了病例讨论：

（1）左锁骨上窝及左颈侧区的肿物来源是什么？有没有肿瘤的可能性？

（2）是否与乳房注射材料有关？如果有关，注射丰乳的材料是怎么从左侧乳房游走到左锁骨上窝的呢？如果无关，有没有可能是肿瘤转移引起的左锁骨上窝区肿物呢？如果是，怎么解决？

针对这一系列问题，整形美容科和乳腺外科的专业人员及相关科室和 CT 诊断的专家进行了病例讨论，目的是明确诊断，制订出具体的治疗方案。

病例讨论结果：

（1）诊断为双侧乳房注射材料引起的双乳及左腋下肿物。

（2）肿物的性质需病理确认。

（3）左锁骨上窝内肿物与注射丰乳的材料有关，注射材料如何从左侧乳房内移位到左锁骨上窝值得进一步研究。是否为转移瘤，需病理诊断。

（4）采用手术治疗。其关键问题是如何处理左锁骨上窝的肿块。

从解剖学的角度来分析，左锁骨上窝区内有重要的血管、神经、胸导管分布，邻近肺尖，如果左锁骨上窝的肿物是注射材料引起的，由于注射材料的长期刺激、破坏、腐蚀，分布在这里的大血管、神经、胸导管必然会被侵犯。手术过程中，一旦肿物被减压，或者在解剖分离肿物时，损伤了这些重要结构，后果严重，甚至可能会因术中大出血而危及病人的生命。

从美容学的角度来分析，颈部及锁骨上窝是暴露最多的部位之一，直接关系到美观。病人是一个年轻爱美的女性，是因为左颈部及左锁骨上窝肿物直接影响了美观才四处求医的。

外科手术的原则是：手术切口的部位应该离病变部位越近越好，在左侧颈部及左锁骨上窝做切口，手术最方便、显露最好、风险相对也小，但是在颈部切口术后会留下明显疤痕，病人无法接受。

（5）怎样才能既保证手术的安全性又保证美容，是否有两全其美的手术方法？如何应对？

解决方案：

（1）在手术安全性方面，术前必须全面考虑，制订出相应预案；做好充分准备后，才能手术。术中万一发生左锁骨上窝内重要血管破裂引起术中大出血，要随时准备好开胸止血。

（2）双侧乳房内肿物及左腋下肿物切除后，术中做快速冰冻病理诊断。根据病理诊断，制订具体手术方案。

（3）将病情及手术方案与病人及其家属详细沟通，告知手术目的、手术风险之后，病人及其家属提出了一个要求：同意手术治疗，但左颈部及锁骨上窝不能留疤痕，因为左颈部及左锁骨上窝有手术疤痕会影响美观。为此提出了可否经左侧腋前线做弧形切口，即可照顾到左侧乳房左腋下，也可通过此切口，在左侧胸大肌表面做一约5cm直径的皮下隧道，直达左侧锁骨上窝，使用腔镜在此隧道内照明以实施手术的方案。

设想手术先从左侧腋下弧形皮肤切口处理左腋窝的肿物，然后再切除左侧乳腺多发肿物，最后经左腋下同一个切口进入，经过皮下隧道，直至左锁骨上窝，在腔镜辅助下充分照明，通过隧道完成左锁骨上窝区手术，从而达到在颈部及左锁骨上窝区皮肤不留手术疤痕的目的。用一个左腋下比较隐蔽的手术切口，完成左腋窝、左侧乳腺、左锁骨上窝三个部位的手术，目前尚未见有先例。

我们经过了充分的术前准备工作，包括准备好各种相关手术器械及腔镜之后，于 2019 年 3 月 26 日为病人实施了腔镜辅助下的左锁骨上窝、左腋下、双侧乳腺多发肿物切除术和注射材料取出术。

五、手术主要步骤及难点、要点

1. 手术主要步骤

（1）病人在气管插管全麻下仰卧位于手术台上，双上肢外展 90°，左肩背部垫高 10cm。颈、胸、双上肢常规用碘伏消毒，铺无菌巾。

（2）手术切口取左腋前线和左乳外侧边界处与乳房皮纹一致的弧形切口，长10cm，逐层切开皮肤，皮下至胸大肌外缘，沿胸大肌外缘筋膜与脂肪组织间隙之

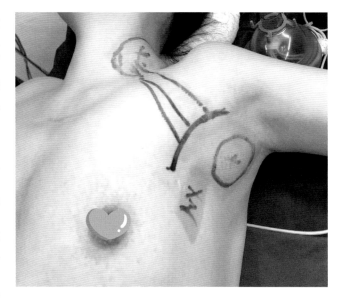

图 5 - 10　术前标记手术切口及病变部位

间，用超声刀在直视下边切割边解剖、分离、止血，直至左腋窝逐步分离、解剖，显露出左腋下肿物。避开左腋静脉，沿肿物包膜外小心解剖、分离，最后将左腋下肿物完整切除，肿物大小约 8cm×7cm×6cm，肿物内充满坏死液化组织及注射材料（黄色糊状物）——奥美定。肿物周围及残腔未触及肿大淋巴结。手术切除的左乳及左腋下肿物为注射材料长期刺激造成的组织变

性坏死增生，将其与周围形成的包膜囊壁组织一并切除，送术中快速冰冻病理诊断，病理诊断结果未发现癌细胞。

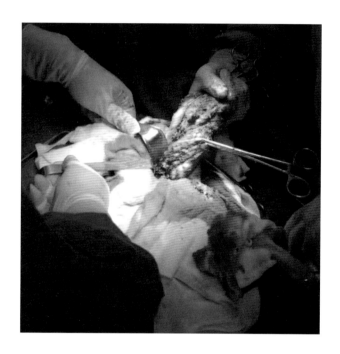

图 5-11　左乳、左腋下术中情况照片

（3）经左腋前线的同一个切口，用超声刀沿胸大肌浅面向前上方分离、解剖，在腔镜的辅助下，分离、解剖出一个直径约 5cm 的隧道，直达左锁骨上窝、左颈部的肿物部位。从隧道内，在腔镜光照辅助下，用相应的手术器械，小心分离、解剖，显露出左锁骨上窝肿物的部分前壁（因为肿物大部分被镶嵌在左锁骨后及左侧胸膜顶部，显露出左锁骨上窝的只是肿物的一小部分）。肿物外表面为乳黄色，质较软，肿物周围覆盖有血管、神经，局部有粘连，解剖层次不清，如果盲目手术操作将有可能损伤胸导管、大血管、神经、胸膜等重要的组织结构。因此，决定停止继续分离肿物，先从已经显露的肿物包膜 2cm 范围内用细针穿刺肿物，未见出血，然后小心在肿物包膜前壁切开 1cm 小口，见有米黄色糊状物从切口内涌出，即证实为注射材料引起的左锁骨上窝区肿物。扩大切口后，用吸引器及小刮匙，小心吸、刮出约

100mL 注射材料——奥美定，然后用无菌生理盐水反复冲洗残腔，直至冲洗液清亮为止。仔细检查，左锁骨上窝的肿物已完全消失，无活动性出血，无瘘气。至此，左锁骨上窝区的肿物清除手术顺利完成。

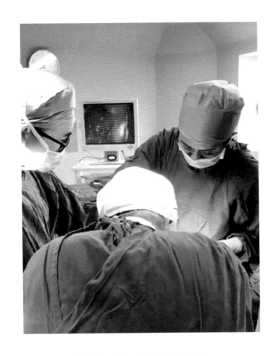

图 5-12　手术进行中

（4）仍然利用左侧腋下切口，从左乳房与左侧胸大肌之间分离、解剖，借助于腔镜光源照明，隧道式分离解剖，见有散在的、团块状的蛋黄样肿物与乳腺及胸大肌相互粘连、浸润，局部组织形成了纤维疤痕样组织，即肿物。手术切除这些异常组织之后，将其与部分变性机化的胸大肌组织一起，送术中快速冰冻病理诊断，病理报告为肉芽肿组织。然后清洗乳腺残腔，放置引流管。

（5）做一经右乳晕下缘的弧形切口，约5cm长，逐层切开右乳，在腔镜光源辅助下，用超声刀切开、分离、止血，直达右乳后方间隙与胸大肌表面，见胸大肌纤维间隙内有散在的、条块状蛋黄样物形成的大小不等的肿块，与右乳房后间隙，形成了包膜完整的不规则囊腔（即既往手术取出右乳房内奥美定后留下的残腔，当中还有残留的奥美定，如图 5 - 13 所示）。手术沿着残腔包膜外，用超声刀边分离边切除，最后将包膜、肿物连同部分机化、钙化、纤维化的胸大肌一并切除。切除的肿物大小约为 9cm×8cm×7cm。剖开肿物后，见充满蛋黄样物与坏死增生组织，送病理科做病理诊断。

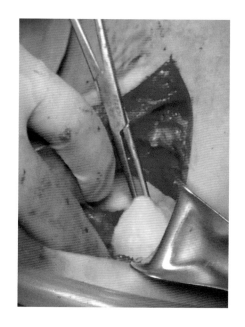

图5 - 13　手术中显露右乳房后间隙

说明：右乳房后间隙与胸大肌后间隙相通，内有大量米黄色注射物涌出。

（6）用大量无菌生理盐水反复清洗双乳及左锁骨上窝术后残腔，彻底止血。双乳残腔放置多孔硅胶引流管，分别从左、右侧胸壁皮肤另戳孔引出体外接负压瓶，随即缝合伤口，手术顺利完成。

术后病理诊断结果：左锁骨上窝、左腋下、左胸大肌肿物组织为

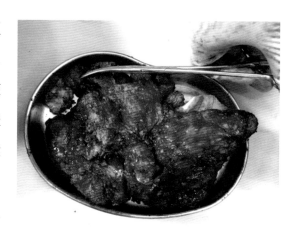

图 5 - 14　手术中从乳房内取出的肿物

肉芽肿；双乳腺肿物为包涵体囊肿及异物。

2. 手术主要难点

本例病人手术最大的难点是在切除左锁骨上窝这个非常危险的区域内的肿块的同时，又不在左锁骨上遗留疤痕。在左锁骨上区做皮肤切口，能在直视下直达肿块的位置，相对来讲，手术方便，安全，但手术后必然会在左侧颈部及左锁骨上留下手术疤痕。

六、经验总结

（1）本病例的特点是双乳房注射材料丰乳后，出现左锁骨上窝肿物。注射材料从左侧乳房游走到左锁骨上窝以及左侧颈部缺乏更可靠的依据。下面只能根据病人的病情特点提出自己的见解：①储存于病人乳房内的大量注射材料长期作用于周围组织，导致组织变性、坏死增生，甚至癌变；②储存于病人乳房内的大量注射材料，由于重力作用向双侧乳房内、下方、后方游走移位较为常见。但是，本例病人的注射材料是从左侧乳房向上游走到左侧锁骨上窝及左侧颈部的，用重力说很难解释。笔者试图从局部解剖学的原理解释注射材料产生如此游离的原因。乳腺淋巴回流的主要途径是淋巴管沿着伴行的静脉从乳晕区，经过前哨淋巴回流到腋下，再沿着腋静脉回流到锁骨下静脉旁，到达左锁骨上窝胸导管。乳房内储存的大量注射材料有可能通过淋巴管周围的疏松组织间隙逐渐沿着淋巴管、腋静脉周围逐渐向上扩展移位，到达压力较小的锁骨上窝。笔者认为用这种思路解释乳房内的注射材料向上游走到锁骨上窝是比较合乎逻辑的，也符合乳腺癌淋巴转移路径的理念。

（2）本例手术从左侧腋前线的一个弧形切口，在腔镜光源辅助下完成了左腋窝、左乳、左锁骨上窝三个部位的手术，尤其左锁骨上窝这个危险区域的手术。如果术中稍有不慎，就可能会导致严重并发症，甚至发生术中大出血而危及病人的生命。

（3）完成本例复杂手术的主要经验：

①术前充分准备，包括病人和医务人员。

②术中认真仔细解剖，分离层次清晰。

③要有腔镜光源照明辅助。

④术者对每个部位的操作、对局部组织的解剖结构要清楚，术中思路清晰，防止误伤。

⑤术者胆大心细，遇事勿慌张。

如图 5－15 所示，《信息时报》上报道了本例复杂病例的诊治过程，同时也告诫爱美的女士们，要有正确的爱美观，关爱自己的乳房，谨防上当受骗！

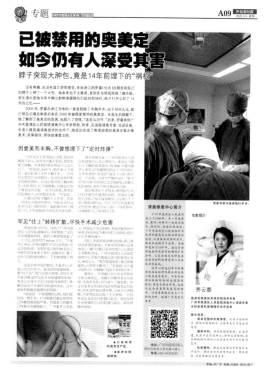

图 5－15 《信息时报》报道奥美定使用者出现异常情况

第四节 注射隆乳术后右锁骨上窝肿块的诊治

一、病例介绍

病人：女性，50 岁。

病人为了追求自己双乳丰满美丽，于 2001 年在重庆市某医院行"英捷尔法勒"材料注射丰双乳术，术后自觉双乳外观饱满，外形"好看"，但逐渐感到双侧乳房内常有异物不适感。半年之后，又在该院行双乳注射材料部分取出术，术后双侧乳房内的异物不适感症状有所减轻。近几年来，发现双侧乳房逐渐变大，并自感双侧腋下也增大，尤其右侧腋下明显增大。2021年初，病人又发现右锁骨上窝及右颈部肿物约鸭蛋大小，怀疑是肿瘤后便到当地三甲医院就诊，检查发现双乳注射材料移位至双侧腋下和右锁骨上窝及右颈部。因病情复杂，处理极为困难，该院未对病人做出治疗。复杂的病情对病人的身心健康影响极大，导致病人寝食难安，四处求医，于2021年11月17日来到笔者所在的医院就诊，并住院治疗。

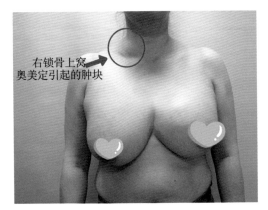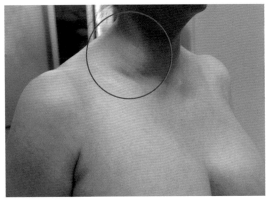

图 5-16　双乳注射隆胸 20 年后右锁骨上窝出现肿块

二、入院后查体

病人双侧乳房明显不对称，右侧大于左侧，双乳外观饱满，形态欠规则；双乳腺体及胸大肌后均可触及大小不等的肿物与硬结；左右腋下至腋后线范围内外观膨隆，触之有波动感；右颈侧区及右锁骨上窝区隆起，可触及6cm×8cm大小的肿物，边界欠清，无触痛，无红肿，皮肤无破溃；双乳中度下垂，乳头、乳晕未见异常；双腋窝未触及肿大淋巴结。

三、辅助检查

2021年10月22日，颈部、胸部MR结果显示：双侧乳房有注射材料；

右侧颈部、右锁骨上窝、双侧锁骨下窝、胸大肌后方间隙、前侧胸壁、腋部多发囊性病灶；颈部、两侧腋窝多发小淋巴结，反应性增生。

2021年11月16日，颈部、双侧乳腺MR结果显示：双侧乳腺注射奥美定后改变，双侧胸大肌与胸小肌间隙、胸小肌外侧脂肪间隙、腋窝区及其后方胸壁、胸骨前方、双侧腺体内及皮下脂肪间隙均可见多发注射物扩散；左侧乳腺上方皮下脂肪间隙、右侧胸锁乳突肌内侧、右侧锁骨上窝区均可见注射物扩散；双侧乳腺增生症（BI–RADS分级为Ⅱ级）。具体见图5–17、图5–18。

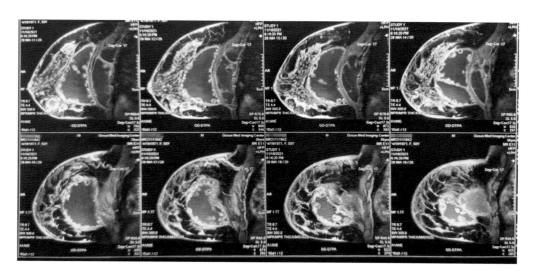

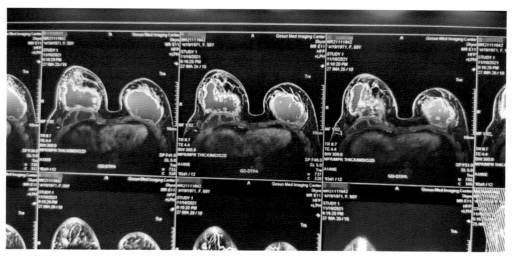

图5–17 术前核磁检查双乳情况

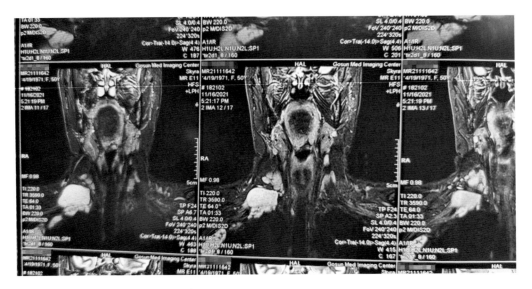

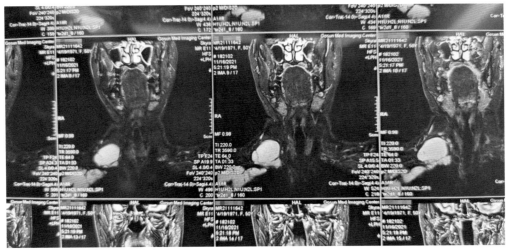

图 5 - 18 术前核磁检查发现奥美定储存位置

说明：奥美定在右锁骨上窝紧贴胸膜。

术前核磁检查发现双侧乳房内以及右锁骨上窝的注射材料（奥美定）储存位置紧贴右肺尖胸膜，就快要穿破胸膜层了。

四、病例讨论及其结果

本病例病情复杂：双乳注射材料丰乳术后，注射材料移位于右颈、右锁骨上窝及前侧胸壁；双侧乳腺多发肿物，处理相当棘手，风险高，这也是本例病人曾经在多家医院就诊没有被收治的原因。

面对这样复杂、棘手的病例，医院相关科室，包括乳腺外科、胸外科、整形美容科、麻醉科、手术室专业技术人员进行病例讨论及风险评估。讨论的焦点是病人右锁骨上窝及右颈部肿块的诊断和治疗问题。因为有前面的左侧锁骨上窝手术取出注射材料成功的案例和手术方法可以借鉴，所以本例病人的诊断和手术方法就有了依据，但本病例与上一个手术病例主要不同之处在于：

（1）影像学显示肿块位于右锁骨上窝及右颈部，范围比较大，肿块距离右胸膜顶部及肺尖部的距离更近，仅有一膜之隔，手术难度、手术风险增大。

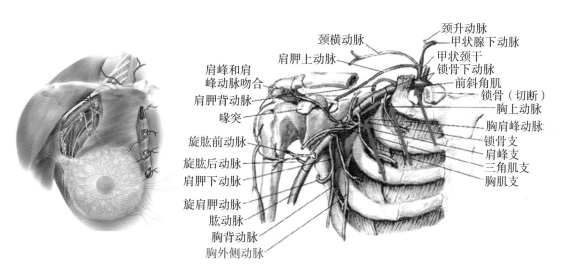

图 5－19　右乳房右锁骨上窝解剖结构关系

（2）手术需要胸外科、乳腺外科、整形美容科的专家们共同参与，各司其职，互相配合、协作，术中一旦出现右胸膜穿破或右肺尖损伤或大出血，需紧急开胸处理。

（3）手术方法是：双乳、双腋窝、右颈部植入物取出术＋双侧乳腺多发肿物切除术＋双侧乳房提升固定术。

（4）经过右乳外缘做一个弧形切口，在腔镜辅助照明下，取出右乳、右腋下、右锁骨上窝及右颈部的注射材料，右锁骨上窝不做切口，免留疤痕，符合颈部美容要求。

经过术前讨论和充分术前准备，病人于 2021 年 11 月 18 日在气管插管全麻下行双乳、双腋窝、右颈部植入物取出术 + 双侧乳腺多发肿物切除术 + 双侧乳房提升固定术。

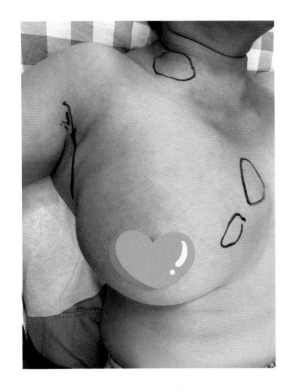

图 5 - 20   术前标记奥美定范围

五、手术主要步骤及难点、要点

1. 手术主要步骤

（1）病人在气管插管全麻下，仰卧位于手术台上，双上肢外展 90°，常规碘伏消毒前侧胸壁、颈部及双上肢皮肤，铺无菌隔离巾。

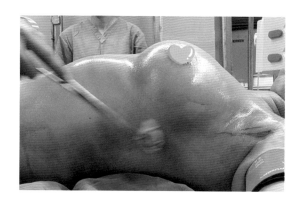

图 5 – 21　手术开始前消毒

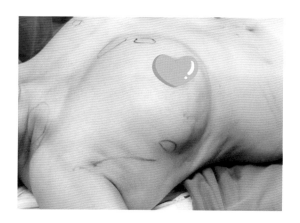

图 5 – 22　术前右乳及右锁骨上窝奥美定分布情况及切口标记照片

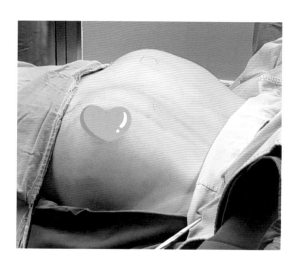

图 5 – 23　术前术野消毒后铺无菌巾

（2）双侧乳房外缘沿皮纹方向做一弧形切口，约6cm长。

（3）先从右乳外侧弧形切口，切开皮肤、皮下，用超声刀切割、分离、解剖、止血，逐步进入右乳房后间隙内，见到注射物（奥美定）形成的灰白色厚薄不均的包膜。手术切开此包膜约3cm之后，见有大量乳黄色糊状物——奥美定外溢，立即用吸引器吸出约200mL后，用大量无菌生理盐水冲洗残腔，逐步切除残腔壁。残腔壁组织为长期遭受注射物（奥美定）的化学物理刺激后，由周围的正常组织（包括乳腺组织、胸大肌组织及纤维结缔组织）机化、变性、坏死、增生所形成的厚薄不均的包膜，其中包裹着注射物。

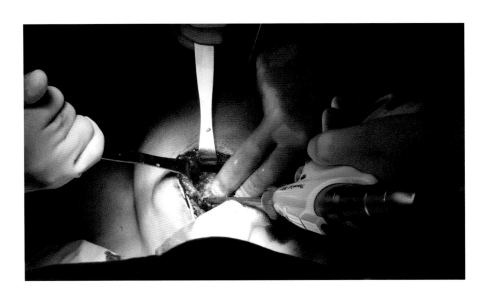

图5-24　术中先取出右乳房的奥美定及包膜肿块

当手术分离、解剖包膜后壁时，见胸大肌与包膜之间互相粘连浸润，肌层已机化、变性形成硬块，切除硬块后即进入了胸大肌后间隙，间隙内集满了乳黄色糊状物，随即予以吸除，约180mL。之后用大量生理盐水将残腔冲洗干净，之后再分离、解剖、切除残腔壁。在右侧胸大肌外向右侧腋窝方向分离囊壁时，见右侧腋窝区有另外一个腔隙（第三个腔），其中积满了约

80mL 的黄色糊状物，将其吸除后随即用大量无菌生理盐水冲洗干净残腔。切除残腔壁后，再次清洗三个间隙。

（4）手术经右乳外缘切口向内上方，沿胸大肌表面与脂肪组织之间向右锁骨上窝方向分离解剖，在腔镜辅助照明的条件下，分离出一条直径约5cm通往右锁骨上窝区的隧道。经此隧道伸入相应的手术器械，在腔镜辅助照明下，逐步解剖。由于右锁骨上窝区组织结构复杂，有重要血管、神经分布，在手术解剖右锁骨上窝肿物时，因肿物表面有血管遮挡，与血管之间粘连紧密、没有间隙，手术相当困难，位置深、距离远。如果此处手术操作略有不慎，就会造成术中大出血，影响到整个手术，增大手术风险。术者经右乳外侧切口的隧道进行右锁骨上窝及右颈部的手术，当分离、解剖到右锁骨上窝的肿物表面时，有一静脉血管破裂出血，情况严峻，术者即给予压迫止血，用超声刀及时控制了出血。消除了险情后，术者继续手术，扩大了肿物包膜切口，见内有黄色糊状注射材料溢出，用吸引器及刮匙取出肿物内黄色糊状物约80mL，然后反复用无菌生理盐水冲洗右锁骨上窝及颈部的残腔，直至冲洗液清亮。无活动性出血及渗液后进一步检查，发现右锁骨上窝及右颈侧区的肿物完全消失了。

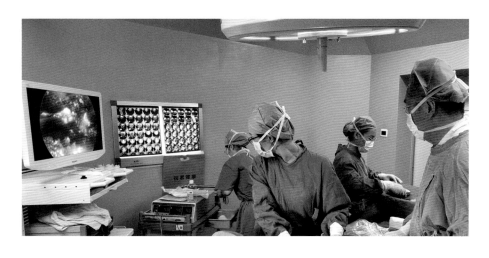

图5-25　术中用腔镜辅助取右锁骨上窝奥美定

说明：术中用腔镜辅助，经右乳切口隧道向上取右锁骨上窝奥美定，右颈部没有切口。

（5）用与处理右侧乳房相同的手术方法处理左侧乳房、左胸大肌后、左腋窝区的注射材料——奥美定，切除残腔包膜及肿物组织，用无菌生理盐水冲洗干净剖面。

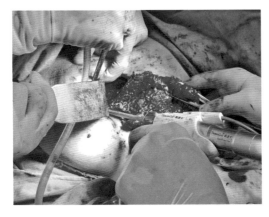

图 5-26　手术进行中（1）

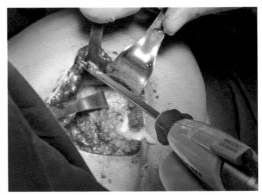

图 5-27　手术进行中（2）

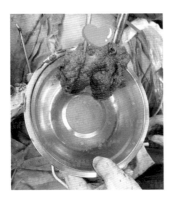

图 5-28　取出物

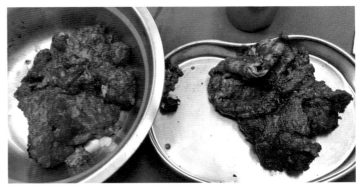

图 5-29　取出的双侧乳房内的奥美定及包膜

（6）充分利用残留部分的乳腺组织、脂肪组织、胸大肌组织，用 3-0 可吸收缝合线缝合，修复、重建双侧下垂的乳房。修复后的双侧乳房明显提升，美容效果基本令病人满意。

（7）彻底止血后，清点物械，手术顺利完成，历时 9 个小时。

（8）术后病人恢复顺利。术后随访至今，病人情况良好。

术后病理诊断：

（1）双乳及右锁骨上窝局部异物包涵性囊肿及异物肉芽肿形成；

（2）双乳纤维囊性乳腺病。

2. 手术主要难点

本例手术主要难点在于处理右锁骨上窝奥美定形成的肿块，因为右锁骨上窝内有重要的血管、神经分布，术中稍有不慎，会造成损伤血管、神经、胸膜、肺等严重不良后果。

六、经验总结

（1）胸大肌前方有较为疏松的间隙，胸大肌后方也有间隙，锁骨下各层组织结构之间也存在着较为疏松的不同间隙，这些正常组织结构之间的疏松间隙，正是外科医生手术的入路。如果一个手术没有找到或充分利用好组织间隙入路，那么要想顺利完成手术是十分困难的。

（2）奥美定有扩散游走的特性：无孔不入。奥美定注射入体内之后，不是长久停留在原注射部位，而是会向周围扩散，进入不同组织层次的间隙内，向远隔的部位扩散移位，游走到身体的其他部位，造成更为严重的并发症。本病例就是双侧乳房内注射了大量的奥美定之后，奥美定从组织间隙扩散到锁骨上窝及颈部。

（3）扩散到锁骨上窝和颈部的奥美定引起了局部组织结构的破坏等一系列并发症，使手术取出锁骨上窝及颈部的奥美定风险更大，特别是要从乳房外侧边缘的切口取出锁骨上窝内的奥美定，其难度更高，风险更大。

（4）为什么不从右锁骨上窝或右颈部皮肤直接做切口，而舍近求远呢？这主要是因为病人对皮肤美容的要求高，如果从右颈部或右锁骨上窝处做切口，手术当然方便、风险小，但是会在颈部或锁骨这些暴露部位皮肤上留下一条手术疤痕，影响美观，给病人心理留下阴影，所以没有在颈部或锁骨上窝处皮肤做切口，而是选择在右乳房外侧腋前线处沿皮肤方向较隐蔽部位做

弧形切口，这是从美观角
度考虑的。

（5）我们选择经右乳
房外侧腋前线缘沿皮肤方
向做切口，在腔镜辅助下，
经右胸大肌表面，做一条
通往右锁骨上窝及颈部的
隧道，用适当的手术器械，
在明视下完成右锁骨上窝
及右颈侧区这些危险部位
的奥美定清除术。手术的

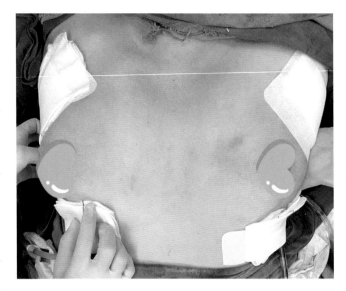

图 5 – 30　手术后伤口敷料粘贴

难度虽然增加了，但是利用这样一个手术切口，在腔镜辅助下，顺利完成
了右乳腺、右锁骨下区、右锁骨上窝及颈部、右腋窝 4 个部位的奥美定取
出术与右乳房修复整形术，而且没有在病人的颈部及锁骨上窝这些明显的
暴露部位皮肤上留下任何手术疤痕，达到了既治病又美容的双重效果。

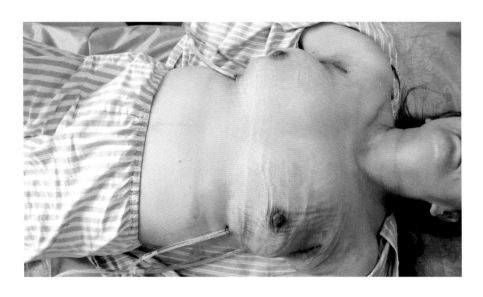

图 5 – 31　术后一周照片

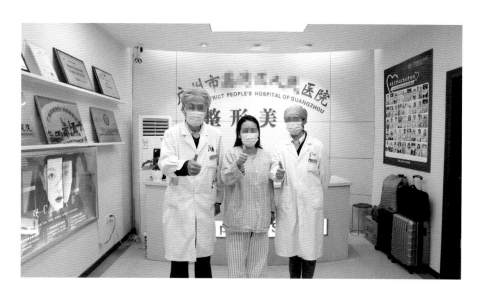

图 5-32　术后十天，病人出院前与手术医生合影留念

（6）医院整形美容科专家和乳腺外科、胸外科专家密切配合，完成了这样高难度的手术，取得了令病人满意的效果。我们首次开创了从右乳房外侧缘做弧形切口，在腔镜辅助下，经过右前胸皮下隧道到达右锁骨上窝病变部位的方法，成功地为本疑难病例实施了手术，达到了治愈疾病和美容的双重效果。

 第五节　注射隆乳术后双乳不对称的诊治（一）

一、病例介绍

病人：女，38岁，已婚。

为了追求双乳外形的丰满、美丽，病人于 2005 年在当地的美容院行双乳注射材料丰乳术，术后无明显不适，自感双乳外观"美丽"。

近三个月来，病人发现右侧乳房逐渐增大、高耸，如足球大小，表面皮肤发红，担心出现肿瘤，便于 2020 年 4 月 29 日来到笔者所在的医院就诊。

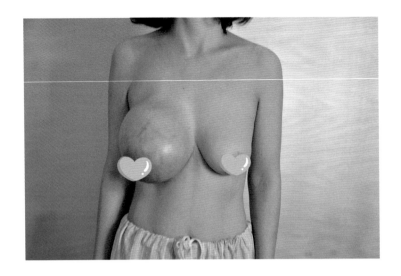

图 5 - 33　病人术前照片

说明：双乳大小不对称而且下垂。

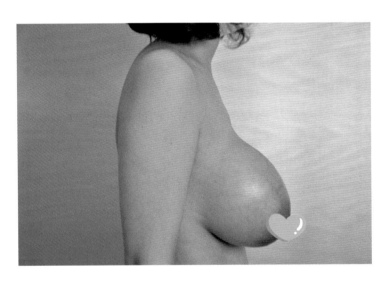

图 5 - 34　病人就诊时右乳侧位照

二、入院后查体

双侧乳房明显不对称，右乳房硕大高耸，表面皮肤发红、菲薄，血管丰富怒张，右乳大小约 20cm×18cm×16cm，张力大，压痛明显，质软，有波动感；左乳大小约 11 cm×13 cm×12 cm，可触及肿物，有异物感，双侧腋下未能触及肿大淋巴结；左乳下垂。

三、辅助检查

（1）乳腺彩超检查结果：左侧乳腺 7 点钟方向有低回声结节，乳腺 BI-RADS 分级为Ⅲ级；左侧乳腺 2～3 点钟方向有低回声结节，乳腺 BI-RADS 分级为Ⅳ级；双侧乳腺后方有混合性病灶，考虑为注射材料，乳腺 BI-RADS 分级为Ⅱ级；双侧腋窝可见淋巴结。

（2）胸部 CT 平扫检查结果：双乳注射材料丰乳，术后改变，胸腔内未见异常。

四、病例讨论及其结果

入院诊断：双乳注射材料丰乳术后，右乳巨大，多发肿块；左乳下垂。

病人要求手术取出双乳内注射材料，并查明引起双乳内肿块的原因。

病人近三个月来，右侧乳房逐渐增大、高耸，如足球大小，表面皮肤发红，推测出现肿瘤的可能。因为病情较复杂，必须慎重，不是单纯整形美容科能解决的问题。因此，整形美容科、乳腺外科的相关专家进行了病例讨论。病例讨论结果是：

病人右侧乳房在 3 个月内迅速增大，首先需要排除肿瘤的可能。如果在如此巨大的乳房做穿刺活检的病理诊断，则假阴性的机会较多，而且可能会导致乳房内注射材料外漏，增加病人的痛苦。因此需要在手术中将乳房内的多发肿块切除，做术中快速冰冻病理诊断，明确肿块性质，排除乳腺癌后，再实施双侧乳房的其他手术，这样对病人最有利。如果不明确诊断，首先排除乳腺癌，盲目手术将可能导致严重不良后果，既往类似的经验教训应当深刻吸取。

根据术前病例讨论结果，病人于 2020 年 4 月 29 日在气管插管全麻下行双乳多发肿物切除以病理诊断排除肿瘤 + 双乳注射材料取出术 + 双乳内提升乳房成形术。

五、手术主要步骤

（1）病人在静脉全麻下，仰卧位于手术台上，双上肢外展90°，用碘伏消毒皮肤，铺无菌隔离巾。

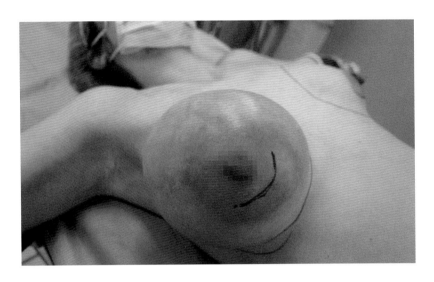

图 5-35　右乳晕下弧形切口标记

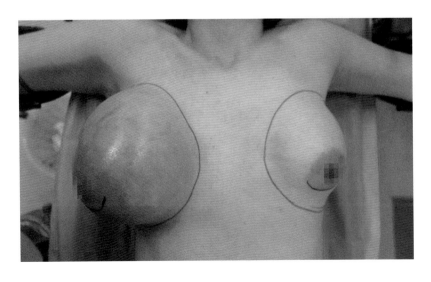

图 5-36　病人仰卧位于手术台上双乳正位照片

（2）手术先从右乳开始，取右乳晕下弧形切口约5cm长，切开皮肤及腺体，可见腺体后方有较硬的包膜。切开包膜后，见有大量黄色糊状注射材料涌出，立即用吸引器吸出，量约600mL。随后手术切除注射材料所形成的包膜及右侧乳房内的多发肿块组织，将其制成标本后，立即送术中快速冰冻病理诊断。

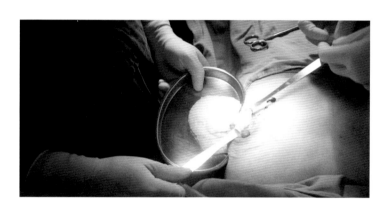

图5-37 手术时从乳房内放出注射材料后让乳房减压

（3）在左乳晕下做一约5cm长弧形切口，切开皮肤及腺体后，可见腺体后方有较硬的包膜及肿块，切除肿块及部分包膜壁组织做标本后，立即送术中快速冰冻病理诊断。双侧乳房术中病理诊断结果为肉芽组织及注射材料，未见癌细胞。

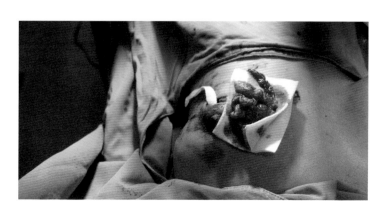

图5-38 术中从乳房中切除的肿块及病变组织

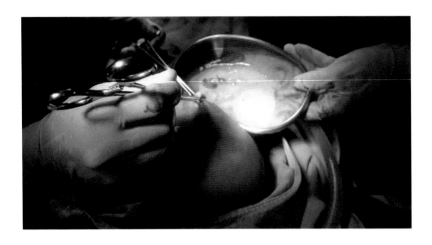

图 5 – 39　术中从乳房内取出的注射材料——奥美定

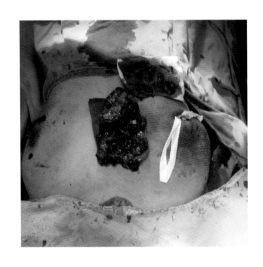

图 5 – 40　双乳取出的病变组织
做标本送病理科做快速冰冻病理诊断

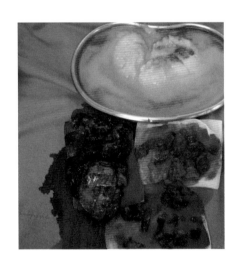

图 5 – 41　病变组织及取出
的注射材料——奥美定

（4）用大量无菌生理盐水冲洗残腔，切除残腔包膜壁及肿物组织。彻底止血后，用 3 – 0 可吸收缝合线将残留的乳腺组织、筋膜、胸大肌、脂肪层做内收、内提升缝合，修复、重塑双侧乳房的形态。

（5）放置引流管，清点物械，缝合伤口。双侧乳房手术后，用敷料、绷带加压包扎。

（6）术后病人恢复顺利，三天后出院，门诊随访至今，预后良好。

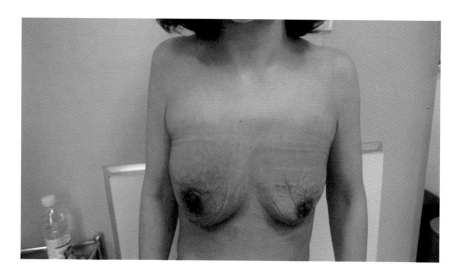

图 5 - 42　手术后一周病人双侧乳房的形态

术后病理报告：双乳肉芽肿形成。

六、经验总结

（1）双乳注射材料丰乳术后，右乳迅速增大，首先要明确诊断，在排除肿瘤之后，才能实施其他相应的乳房整形美容外科手术，这是一个原则性问题。

如果在双乳整形美容手术中，忽视了这一原则问题，盲目地实施双侧乳房内注射材料取出术，而不重视乳房内肿块的诊治，将会导致合并有乳腺癌病人的漏诊、误诊，从而出现严重不良后果。

（2）在手术取出双乳内注射材料时，要尽量将注射材料清除干净，同时，也要取出注射材料所形成的包膜壁组织，切除乳房内的肿块组织送病理诊断，以明确诊断，免留后患。

（3）当手术取出注射材料和切除双乳内肿物后，根据双乳残留的正常乳腺组织及周围组织量的多少，做双侧乳房的修复、重建，尽量保持术后双侧乳房外形的美观。如果病人有需求，可以用同侧带蒂的背阔肌瓣转移来修复、重建乳房。

第六节　注射隆乳术后双乳不对称的诊治（二）

一、病例介绍

病人：女，44 岁，已婚。

为了追求乳房形态美，病人于 2000 年在北京某医院行双侧乳房注射材料丰乳术，术后发现双乳不对称，乳房内有包块，曾于 2018 年 3 月、6 月、11 月，先后三次在当地医院行双侧乳房内注射材料取出术。术后效果不明显，左侧乳房肿大，呈马蹄形抬高，右侧乳房明显下垂肥大，双乳房不对称，外形难看，对病人身体和心理都造成严重影响。为了挽回因盲目追求乳房美而丰胸失败后导致的严重不良后果，病人四处求医，于 2018 年 12 月 26 日来到笔者所在的医院求治，并住院治疗。

二、入院后查体

双侧乳房增大，明显不对称：左乳肿大上抬呈马蹄形，右乳肿大下垂明显，皮肤无红肿，乳头无溢液、无内陷。双侧乳房均可触及大小不等的肿块，双腋下未触及淋巴结。

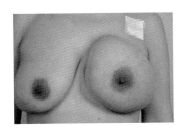 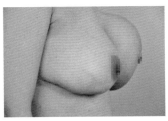 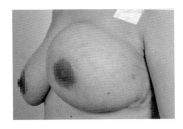

（a）正位　　　　　　　（b）侧位　　　　　　　（c）斜位

图 5-43　病人术前双乳照片

三、辅助检查

乳腺彩超检查结果：双乳腺混合性病灶，考虑为注射材料，乳腺 BI – RADS 分级为 Ⅱ 级；双侧腋窝实质性病灶，考虑为淋巴结。

诊断：注射材料丰乳术后，左乳肿大，右乳增大下垂。

四、病例讨论及其结果

（1）病人双乳多发肿块，必须明确肿块性质，排除乳腺肿瘤之后，才能做双乳注射材料取出术。

（2）根据双乳内注射材料取出术后的具体情况决定是否能做双乳成形术。

（3）术前应做好准备并与病人及其家属充分沟通，病人及其家属知情同意后，方可实施手术。

（4）本例属中高风险手术。

五、手术主要步骤

（1）静脉复合全麻下，病人仰卧位于手术台上，双上肢外展90°，常规用碘伏消毒皮肤，铺无菌隔离巾。

（2）手术先从左乳开始，取左乳晕下弧形切口约6cm长，放出左乳房内积存的陈旧性积血及注射物，使左乳房减压后切开皮肤皮下及腺体，见腺体后方灰白色较硬的包膜。切开包膜后，包膜内暗红色液体及黄色颗粒状物溢出，即用吸引器吸除内容物。用无菌生理盐水反复清洗残腔，至冲洗液清亮后，分离、切除被注射物腐蚀变性形成的包膜壁及左乳腺的多发肿块，将其制样送术中快速冰冻病理诊断，诊断结果为双乳注射物及肉芽组织。

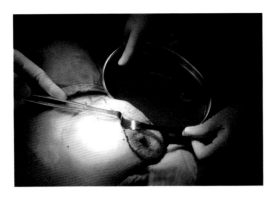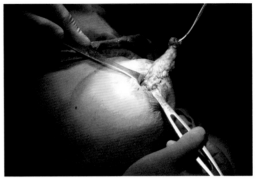

图 5 - 44   手术切除左乳肿块做术中快速冰冻病理诊断以排除乳腺癌

（3）随后用吸引器吸除内容物，用无菌生理盐水清洗干净残腔后，残腔内彻底止血。

（4）用 3 - 0 可吸收缝合线将残留的胸大肌、筋膜、乳腺及脂肪层组织内收缝合，以提升、修复乳房。放置引流管后，逐层缝合切口。

（5）用同样方法实施右乳手术，不同之处在于右乳下垂的处理方法，主要是充分利用右乳剩余组织，用 3 - 0 可吸收缝合线将右乳向上提升，固定缝合在胸大肌内上方，使下垂松弛的乳房上升，这在一定程度上纠正了右侧乳房的严重下垂。因为病人单侧乳房在注射材料丰乳后下垂明显，手术取出了注射材料及病变组织，如果同时又行右乳房下垂正规的整形手术，恐怕病人难以承受，而且失败的可能性较大，因此手术中只能就地取材来修复乳房。

病人手术后一年的随访情况：双乳基本对称，但仍有下垂，病人没有要求做进一步治疗。

六、手术主要难点与经验总结

（1）本病例手术的主要难点在于：要求术者不仅要取干净双侧乳房内的大量注射材料——奥美定，且要切除由于注射材料的腐蚀而被破坏的组织所形成的包膜壁及乳房内的肿块，还要修复双侧不对称的乳房，达到双侧乳房对称美的效果。病人对术者提出如此高的要求可否实现？

（2）为了争取实现上述目标，术者在本病例的手术中采取了不同的手术方法处理右侧下垂的乳房：

充分利用右侧乳房及胸壁内剩余组织，将其用 3 - 0 可吸收缝合线，分次、拉拢、塑形、上提、缝合固定在右侧胸大肌上，将下垂的右侧乳房向上提升，用这种方法，充分利用病人自体组织，使下垂、松弛的右侧乳房得到明显提升，在很大程度上纠正了因注射材料引起的右乳下垂，基本实现了手术前病人的要求。

术后随访一年余，病人满意，以图 5 - 45 为证。

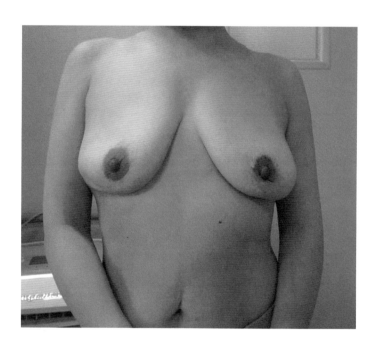

图 5 - 45　病人手术一年后情况

第七节　注射隆乳术后双乳下垂的诊治

一、病例介绍

病人：女，39 岁，已婚。

为了追求乳房外形美观，病人于 2002 年在当地的一家美容医院行了双乳注射材料丰乳术。术后由于注射材料和乳房受到重力作用，双侧乳房逐渐增大、下垂，尤其左侧乳房肿大下垂明显，并触及双侧乳房内有大小不等的肿块。近一年多来，无明显诱因，左侧乳房迅速增大如篮球大小，乳房内胀痛不适。因肿大的巨乳压迫影响呼吸，病人不能仰卧位睡觉，行走时双乳有明显坠重感，严重影响身心健康，又担心乳房内有肿瘤，故病人于 2020 年 12 月 9 日来到笔者所在的医院求治，并住院治疗。

二、入院后查体

双乳皮肤无红肿、无酒窝征；双侧乳房硕大下垂，不对称，左侧乳房明显大于右侧，左乳大如篮球，下垂平肚脐；双乳皮肤薄，无红肿，张力大，双乳Ⅲ度下垂；双乳头无内陷，双乳晕区可见陈旧手术痕；双乳房内可触及大小不等的肿物，双腋下未触及肿大淋巴结。

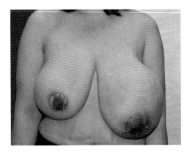
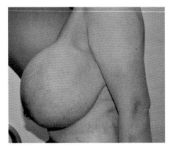

（a）正位　　　　　　　　　　　（b）侧位

图 5-46　病人就诊时双乳照片

说明：双乳巨大，不对称，左乳下垂严重。

三、辅助检查

（1）乳腺彩超检查结果：双侧乳腺后方存在混合性病灶，考虑为注射材料，乳腺 BI－RADS 分级为Ⅱ级。

（2）胸部 CT 平扫检查结果：假体植入术后双侧乳房改变，未见异常。

根据病人的病史特点及相关检查结果诊断：双乳注射材料丰乳术后并发双乳房肿大（左侧巨乳）；双侧乳房下垂Ⅲ度；双乳多发肿物，性质待查。

四、病例讨论及其结果

因为病人双乳的病情较为复杂，涉及整形美容科和乳腺外科两个专科，所以这两个专科的专家们共同参与病例讨论及风险评估。

根据病人双侧乳房内既有大量注射材料又有多发肿块的情况，手术前或手术中必须先诊断乳腺肿块的性质，排除乳腺肿瘤之后，才能实施乳腺的其他手术，制订的手术方案是：

（1）手术取出双乳房内部分注射材料，使乳房减压。

（2）手术切除双乳肿物做病理诊断，首先要排除乳腺肿瘤。

（3）实施双乳内提升＋腔隙修复术，使下垂乳房得到纠正。

五、手术主要步骤

（1）病人在静脉全麻下，仰卧位于手术台上，双上肢外展90°，常规用碘伏消毒皮肤后，铺无菌隔离巾。

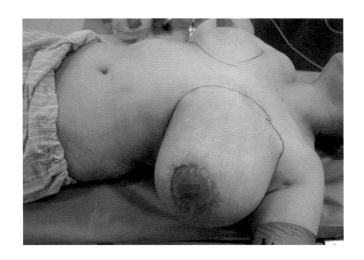

图 5-47　术前病人仰卧位于手术台上时的左侧巨大乳房

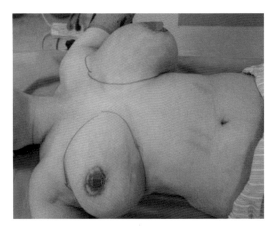

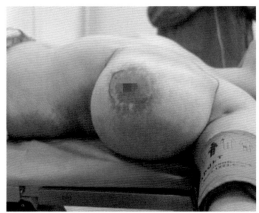

（a）正位　　　　　　　　　　　　（b）侧位

图 5-48　术前乳房照片

（2）手术先处理左侧乳房。经乳晕下缘做弧形皮肤切口约6cm长，切开皮肤、皮下及腺体，分离解剖，探查可见左乳腺后方间隙被大量注射材料所充填，在其周围已形成一层厚薄不均的乳白色包膜组织，包膜张力很大，切开包膜后可见黄色稀糊状注射材料——奥美定喷出，立即用吸引器吸除部分注射材料，使囊腔减压，以利于手术操作。

（3）继续沿着包囊壁外解剖分离，切除一部分较厚且坚硬的包膜壁组织和左乳肿块做标本，立即送术中快速冰冻病理诊断，诊断结果为注射材料及增生肉芽组织，未见肿瘤细胞。

（4）手术继续清除大量集聚在包膜囊腔内的注射材料，量为2 200mL，探查囊腔范围：上界至左锁骨下区，下界至乳房下皱襞处，内界至胸骨左缘，外界至腋后线处。然后沿着注射材料形成的包囊壁外小心分离、解剖，最后完整切除左乳后间隙因注射材料长期作用所形成的厚薄不均的巨大包膜囊壁组织。用大量无菌生理盐水反复冲洗囊腔，直至冲洗液清亮透明为止。

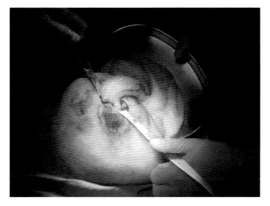

图5-49　手术中

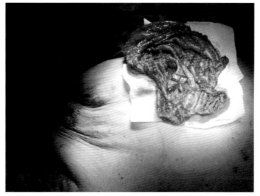

图5-50　送术中快速冰冻病理诊断

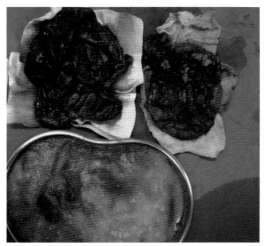

图5-51　手术中从双侧乳房内切除的注射物完整包膜壁组织、乳腺多发肿物及清除的注射物——奥美定

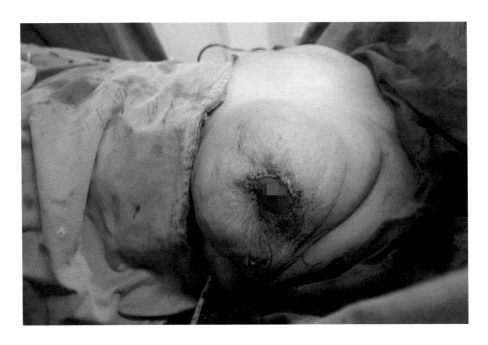

图 5 – 52　术后的左侧乳房

说明：左侧乳房与术前相比，明显缩小了；下垂的左侧乳房得到了有效提升。

（5）创面内彻底止血后，充分利用左乳残留的较健康组织，如肌肉、筋膜，用 3 – 0 可吸收缝合线从残腔内将其拉拢、转移、缝缩、缝合，固定于前胸上方的胸大肌筋膜上，向上提升下垂的左侧乳房组织，使下垂的左侧乳房得到一定程度的提升。

（6）用同样的手术方法，实施右侧乳房手术。取出右乳内的注射材料约 700mL。

（7）双乳腔隙内各放置引流管，逐层缝合切口，术区用敷料加压包扎，手术顺利结束。

病人术后第三天出院，门诊随访。

术后病理诊断：双乳坏死变性组织及异物性肉芽肿。

术后随访一年余，病人预后情况良好。

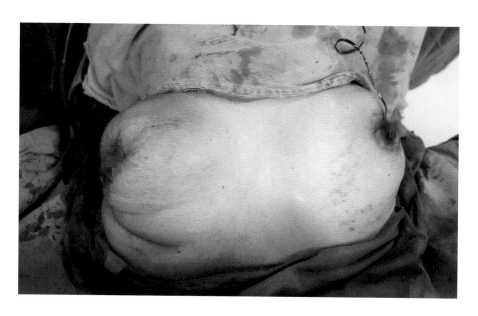

图 5-53　术后双侧乳房形态

六、经验总结

（1）本例病人当初为了追求乳房的外形美，盲目进行了双乳注射材料丰乳术，术后乳房虽然变大了，但双侧乳房内大量注射材料受到重力作用再加上注射材料对乳房内组织的长期化学和物理刺激，导致了组织炎症、渗出、组织增生甚至恶变，使双乳逐渐增大、下垂、不对称，违背了病人当初的求美愿望，以至于到了令病人难以忍受的地步。因此病人四处求医，寻求尽快改变这种令人难以忍受状态的办法，却又误入陷阱。现在的整形美容市场鱼龙混杂、良莠不齐，有些美容机构为了追求利益最大化，在不具备技术设备条件下，接下这样的疑难病例，进行了错误的诊治，这对病人的状况无异于火上浇油。

本例病人就是非常典型的案例：首先是盲目追求乳房外形美而注射隆乳，然后又因隆乳造成的严重不良后果，在没有技术条件的美容机构行隆乳材料取出术。术后效果不明显，需求没有达到。最后，病人到正规医院就医，因乳房整形美容失败引起的严重不良后果得到彻底解决，病人满意而归。

（2）乳房整形美容失败后引起严重不良后果的疑难病人，其诊治是非常棘手的。如果美容机构达不到诊治的条件，特别是在技术条件、经验都不具备的情况下，切勿为了追求经济利益，误诊误治。

（3）手术治疗是最有效的治疗方法，手术目的是：清除干净乳房内的注射材料；首先必须要明确诊断以排除肿瘤；切除容纳注射材料的囊壁组织及肿物变性坏死的组织；修复被注射材料长期腐蚀破坏的乳房，使其恢复到基本正常的乳房形态。

（4）手术的最大难点是：充分利用残存的较为健康的组织修复乳房。

第八节　双乳注射隆乳术后乳房严重畸形的诊治

一、病例介绍

病人：女，46岁。

病人于1997年，为了追求乳房外形美，在当地（大庆）某医院行双乳注射材料丰乳手术；术后自感双乳外形不美、变形。于2018年在贵阳某医院行双侧乳房内注射材料（奥美定）取出术，术后双侧乳房伤口长期渗液、迁延不愈合一年余；术后双侧乳房出现明显畸形（见图5-54），严重影响美

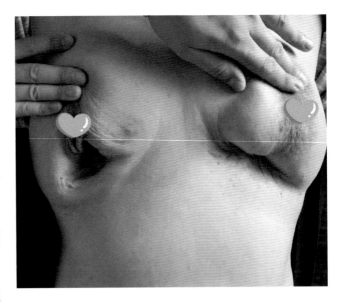

图5-54　病人就诊时的双乳形态

观，病人寝食难安，因此四处求医，要求重塑乳房的外形。于 2020 年 5 月 2 日，病人慕名来到了笔者所在的医院就诊，要求做双侧乳房整形美容术。

二、入院后查体

双侧乳房明显不对称，右侧乳房明显大于左侧乳房，双侧乳头明显下垂，双乳房下半部乳腺组织严重缺损，表面仅有疤痕组织和少量皮下组织覆盖，局部形成了 7cm 大小的"坑"，双乳头下垂悬挂于"坑"的上边缘，形态非常难看；双侧乳房下半部的"坑"表面 5、6、7 点钟处，可见一约 7cm 长的不规则陈旧手术疤痕。局部没有乳腺组织，只有疤痕组织覆盖其下方的肋骨表面（是上次手术取出双乳房内注射材料——奥美定后，导致伤口感染不愈合而造成的结果）。双侧乳房内能触及多个大小不等的肿块；双腋下未触及肿大淋巴结。

三、辅助检查

1. 乳腺核磁检查影像描述

双侧乳腺术后复查，右侧乳腺腺体后方、胸壁前方软组织内见大小约 11mm×5mm 类椭圆形异常信号，右侧乳腺下方胸壁前见大小约 12mm×3mm 扁条状异常信号，T1WI 呈低信号，T2WI 呈明显高信号，边缘清晰，增强扫描未见明显强化。左侧乳腺外下方外侧胸壁旁见大小约 18mm×10mm 椭圆形异常信号，T1WI 呈低信号，T2WI 呈高信号，增强扫描未见明显强化，周围有条索状、条片状强化信号。右侧乳腺外下方皮下软组织内见条片状、结节状信号异常，T1WI 呈低信号，T2WI 呈高信号，内见结节状信号更高，增强扫描后有条片状强化，结节状异常信号未见明显强化，大小约 6mm。

双侧乳腺基本对称，呈多腺体型。腺体结构分布尚规则。双侧乳腺可见散在分布斑片状、小结节状异常信号，T1WI 呈等信号，T2WI 及压脂呈稍高信号，较大者位于右侧乳腺外上象限，大小约8mm×7mm；增强扫描后见多数病灶明显强化，DWI呈等信号或高信号，相应位置ADC值呈等信号，右侧乳腺外上象限病灶强化明显，相应时间—信号曲线为缓慢上升型。双侧乳头未见明显凹陷，皮肤未见明显增厚。双侧腋窝未见明显增大淋巴结。

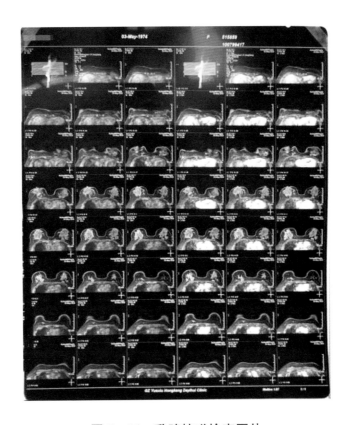

图5-55　乳腺核磁检查图片

2. 乳腺核磁检查结果

（1）双侧乳腺术后改变：右侧乳腺腺体后方、胸壁前方软组织内及右侧乳房下方有异物存留；右肺乳腺外下方皮下软组织术后纤维化改变并有小结节异物存留可能，左侧乳腺外下方外侧胸壁术后改变并有异物存留。

（2）右侧乳腺外上象限结节，符合BI-RADS Ⅳ级改变。

（3）双侧乳腺多发小结节，符合BI-RADS Ⅲ级改变。

3. 乳腺超声检查报告

检查部位：乳腺及双侧腋窝淋巴结。

双侧乳腺呈多腺体型，双侧乳腺内部光点稍增粗、增强，分布不均，可见多个片状低回声区，边界清晰，均匀。双侧乳腺内均可见多个无回声区，边界清晰，内回声均匀。右乳内可见一低回声区，边界清，内回声欠均，大小约6mm×5mm；左侧乳腺4～6点钟方向有约35mm×10mm范围稍混合回声区，形态欠规则，边界尚可，内回声不均。

左侧乳腺腺体后方可见混合性回声，以暗区为主，可见光点、光条，前后径约7mm。右侧乳腺外下象限后方可见局限混合性回声，以暗区为主，可见光点、光条。双侧腋窝均探及淋巴结回声，大小分别约12mm×7mm（左）、11mm×5mm（右）。

CDFI：双侧乳腺内未见异常血流。

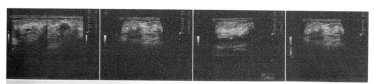

超声提示：
双侧乳腺增生。
双侧乳腺多发小囊。
右侧乳腺实性病灶，乳腺BI-RADS分级：Ⅲ级。
左侧乳腺混合性病灶，性质待定，乳腺BI-RADS分级：Ⅳa级，建议进一步检查
双侧乳腺后方混合性病灶，考虑残余注射材料。

图 5 - 56　乳腺彩超检查

4. 乳腺彩超检查结果

超声提示：双侧乳腺增生；双侧乳腺多发小囊；右侧乳腺实性病灶，乳腺 BI - RADS 分级为Ⅲ级。

左侧乳腺混合性病灶，性质待定，乳腺 BI - RADS 分级为Ⅳa 级，建议进一步检查双侧乳腺后方混合性病灶，考虑为残余注射材料。

四、病例讨论及其结果

面对因双侧乳房整形美容失败后引起多种严重并发症的复杂、疑难病例的诊治，整形美容科和乳腺外科的专家们进行了认真的病例讨论：

讨论的议题是：本例病人已经先后经历了 3 次双侧乳房整形美容手术，手术失败后引起了严重并发症，病人迫切希望能通过本次（第四次）手术，清楚确定她的双侧乳房内肿块的性质（是否为肿瘤），同时进行相应手术治疗；彻底取出双乳房内的注射材料；矫正双乳及乳头畸形，尽量恢复双乳美观的外形。

临床诊断：双乳注射材料取出术后，双乳多发结节，双侧乳房畸形。

病理检测类型：常规病理活体组织检查。

肉眼所见：标本经 10% 中性福尔马林溶液固定。右乳外上象限有灰白、灰黄组织两块，大小约 5cm×3.5cm×1.5cm。左乳外下象限有灰红、灰黄组织多块，大小约 9cm×7cm×2cm。

光镜所见：纤维组织和腺管均增生，但以腺管增生居多；腺管大小不等，呈圆形、小管状或狭长分枝裂状。腺管由腺上皮和肌上皮组成，肿物外有纤维包膜，局部伴导管上皮普通型增生。乳腺组织内见大量蓝染物质，周围伴异物巨细胞反应。

冰冻病理报告：右乳外上象限有乳腺纤维腺瘤伴导管上皮增生，考虑为乳腺导管上皮普通型增生，个别导管内钙盐沉积；右侧乳晕旁有乳腺腺病伴上皮柱状细胞改变，个别小导管内钙盐沉积；左乳内下象限、左乳外下象限送检乳腺组织可见异物肉芽肿改变，未见明确恶性证据。

石蜡病理报告：右乳外上象限有乳腺纤维腺瘤，局部伴导管上皮普通型增生；左乳外下象限乳腺组织内见大量蓝染物质，周围伴异物巨细胞反应，符合注射材料异物肉芽肿改变。

经过病例讨论后，我们制订了手术治疗方案，并做好了各种术前准备。

病人及其家属知情同意并签署手术同意书后，病人于 2020 年 5 月 4 日在气管插管全麻下行双侧乳房植入物取出术 + 双侧乳腺区段切除术 + 双侧乳房带蒂皮瓣移植术 + 双侧乳房成形术。

针对本例复杂的病情和病人提出的"高难度"要求，我们制订相应的手术治疗方案：

（1）切除双乳肿物、明确病理诊断、排除肿瘤；

（2）去除双侧乳房植入物；

（3）实施双侧乳房带蒂皮瓣及双侧乳房后胸背部肌瓣转移、双侧乳房成形术。

五、手术主要步骤及难点、要点

1. 手术主要步骤

根据双侧乳房畸形特点、病人的体形特征（高大较肥胖型）、双乳肿块的部位，设计手术切口：采取改良"Pitanguy"切口 + 倒"T"形设计方案。用彩笔标画出切口位置后，病人被送入手术室。

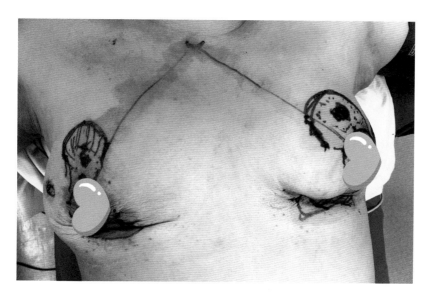

图 5 - 57　根据病人双乳病情特点设计手术切口标记

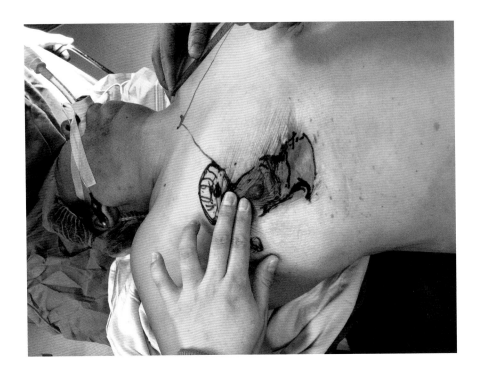

图 5 - 58　病人右乳术前切口标记

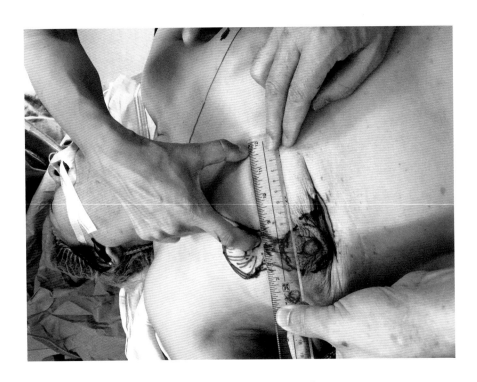

图 5 - 59　手术前测量乳房

（1）病人在气管插管全麻下，仰卧位于手术台上，双上肢外展90°，常规用安尔碘消毒，铺无菌隔离巾。

（2）手术先从右乳晕上方（按术前设计方案的画线）2cm处皮肤做约5cm直径的圆形切口，切除圆形切口内的皮肤。

（3）沿右乳晕周边做一圆形皮肤切口，向右乳晕外侧四周分离皮下与皮肤，范围约2cm。

（4）在右乳晕下方至右乳下皱襞做一倒"T"形皮肤切口，切除此切口周围的皮肤及皮下的疤痕组织，经此切口切除右侧乳房内的多发肿块，即送病理科做术中快速冰冻病理诊断，病理诊断结果为：肿块为增生的肉芽组织及异物，排除肿瘤。

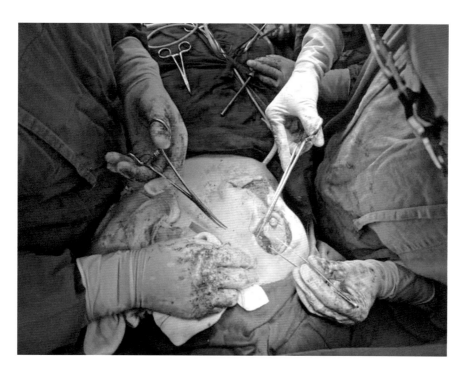

图5-60　右乳做倒"T"形切口

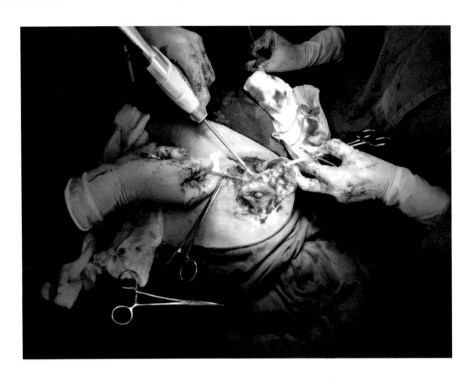

图 5 – 61　切除右乳疤痕结缔组织及奥美定腐蚀过的异常组织

（5）清除右乳房内残留的注射材料——奥美定，约250mL，切除其囊壁组织。

（6）行右乳头、乳晕上移及右乳房重建成形术。将右侧乳头、乳晕向上移位至2cm处的（直径为5cm的皮肤圆形切口）无皮肤的、新预定的乳头、乳晕区内。将新乳晕区内的皮下组织与上移的乳头、乳晕皮下组织用4－0可吸收缝合线间断缝合一周，使乳晕、乳头被固定在新的乳晕区内。

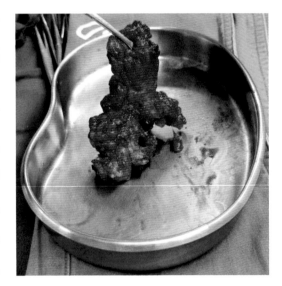

图 5 – 62　手术切除的奥美定囊壁组织

以新的乳头、乳晕区为中心，将残留的乳腺组织、肌肉组织、脂肪组织瓣、带蒂右侧背阔肌瓣转移至右前胸，修复、重建残缺不全的右侧乳房。止血后，放置引流管，外接负压球，逐层缝合切口。手术矫正了右乳的严重畸形，修复重建后的右侧乳房外形达到了饱满圆润的形态。

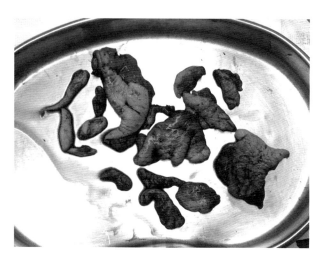

图 5 - 63 手术切除的皮肤瘢痕组织

（7）用同样的方法完成左侧乳房畸形矫正术。

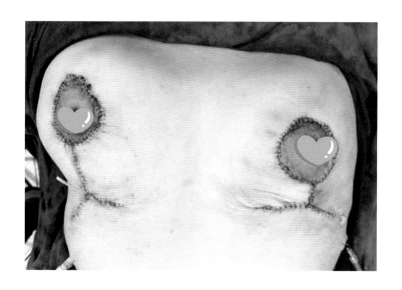

图 5 - 64 手术后双侧乳房的形态

（8）整个手术历经 7 小时顺利完成。

术后病理报告：右乳纤维腺瘤伴导管上皮增生；左乳见异物肉芽增生，双乳房内见大量注射材料。

临床诊断： 1. 双侧乳房炎性肉芽肿 送检日期：2020-05-07 床号： 01

大体所见： （右乳肿物）送检5cm×3cm×3cm暗红囊壁样组织一堆，壁厚0.01cm，质软。

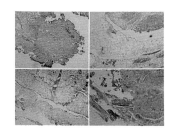

病理诊断：
　　送检物为由退变的纤维结缔组织构成的囊壁组织，局部见少许蓝染异物。

图 5-65　病人右乳术后常规病理报告单

术后两年余随访，情况良好，病人满意。

2. 手术主要难点

（1）病人先后经历了三次双侧乳房手术均没有达到目的而以失败告终，不仅导致乳房大体形态改变，还破坏了乳房组织及其周围组织的正常解剖层次和正常位置，增加了本次（第四次）手术的难度。

（2）由于注射物长期对双侧乳腺组织的化学、物理刺激，乳腺组织出现炎症、变形、坏死、增生，甚至可能发生恶变，导致乳房内以及其周围组织结构改变，也使本次（第四次）手术操作难以辨认清楚组织及层次，容易造成误伤。

（3）本次手术是切除与重建的组合手术。手术要尽量将双侧乳房内的病变组织切除；将残留在乳房内及乳房后的注射材料清除干净；正确使用病人自身组织重建、再造、恢复双侧乳房的正常形态，以满足病人的期望。

六、经验总结

（1）本例病人是双侧乳房内注射奥美定丰乳失败后引起的双侧乳房严重

畸形，随后又先后进行了三次以失败告终的手术，导致病人的病情越来越复杂，更增加了本次（第四次）手术的难度。

（2）本例病人手术的主要目的是：切除双乳肿物、明确病理诊断、排除肿瘤；去除双侧乳房植入物；将双侧乳房带蒂皮瓣及双侧乳房后胸背部肌瓣转移至右前胸，修复双侧乳房。

（3）手术的每一步操作都必须严谨、认真、细致；手术需要乳腺外科和整形美容科医生密切协作，充分发挥两个专科的专业技术特长，互相取长补短；尽量把需要切除的病变组织切除干净；尽量把需要保留的组织保留下来；要根据病人的体型、双侧乳房的大小、形态、位置，设计好需要转移再造乳房用的自体替代肌瓣组织的大小、形态；必须要保证转移过来的组织瓣有良好血液供应；尽量保证手术后重建的两个乳房的大小、形态基本一致，达到较好的美容效果。

（4）乳房的手术整形修复方法有多种，包括假体植入、自体脂肪注射、自体组织修复等。对于本例病人来说，修复乳房用假体或注射自体脂肪并不实用。因为本病例双侧乳房由于长期注射物的刺激与破坏，毁坏了大量的乳腺组织、肌肉组织，再加上既往3次失败的手术破坏了各种正常组织结构之间的层次，特别是破坏了乳房后间隙、胸大肌组织，使乳房假体无法放置；注射自体脂肪组织无法填充巨大缺损区，因此正确采用自体带血管蒂背阔肌脂肪瓣转移至同侧前胸壁，经过修整、塑形、缝合，固定、重建乳房的方法切实可行、经济实用，但手术技术要求高，必须保证被转移的带蒂背阔肌脂肪瓣有良好血供（手术成功的关键），否则将会导致手术失败。

（5）取自体组织修复乳房的方法有多种，如用腹直肌转移；用下腹部肌肉脂肪瓣转移；用臀部肌肉组织瓣转移，但利用这些组织来修复、重建双侧乳房创伤大，而且需要以纤维血管外科技术为基础，一旦手术失败，将会导致更加严重的不良后果。

第九节　注射隆乳术后合并严重感染的诊治

一、病例介绍

病人：女，51岁，已婚。

为了追求双乳外观形态美，病人曾于2004年在南京某医院行双乳注射材料隆乳术。术后一年余，病人发现右乳硬块，时而感到双乳疼痛和异物压迫感，但未引起重视，未予以诊治。病人于2021年7月发现双乳逐渐增大，压迫感更为明显；于2022年2月感到左侧乳房胀痛症状逐渐加重，左侧乳房皮肤红肿，乳房内胀、热、痛，左乳明显大于右乳，乳房长至足球大小。2022年3月12日，病人发现左乳内下方皮肤红肿区有一处表皮像蜂窝状，自行破溃，破口约1cm，有脓液、血水及渣样物不断溢出，自感病情严重，也非常痛苦。为求尽快有效诊治，病人不远千里来到笔者所在的医院就诊。病人因双侧乳房注射材料隆乳术后合并严重感染、乳房脓肿住院治疗。

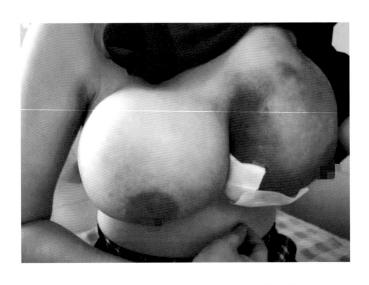

图5-66　病人就诊时立位的双乳照片

说明：双乳巨大，左乳红肿明显。

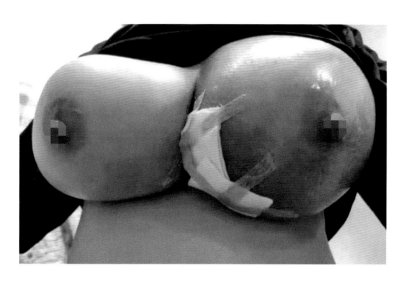

图 5-67　病人就诊时仰卧位双乳照片

说明：左乳内下方已有脓液溢出。

二、入院后查体

神志清，面容痛苦，体温 37.8℃；双侧乳房巨大且不对称，左侧乳房皮肤潮红，呈一足球状，胀痛，左侧乳房发热，皮温升高，触痛明显，左乳表面触之有波动感，左乳内下象限皮肤红肿区表皮呈蜂窝状，有一约 0.5cm 破口，有脓液、血水及豆渣样物不断溢出。

双侧乳房均可触及大小不等的肿物，边界不清，活动度欠佳。随着左乳的内容物流出后，左侧乳房有所变小。双侧乳头及乳晕未见异常，双侧腋窝内未触及肿大淋巴结。

三、辅助检查

（1）乳腺彩超检查结果：双侧乳腺增生；双侧乳腺内多发低回声区，性质待定，乳腺 BI-RADS 分级为Ⅲ级；双侧乳腺后方有混合性病灶，考虑为注射材料。

（2）胸部 CT 平扫检查结果：肺、纵隔未见异常。

（3）双侧乳腺核磁共振平扫＋增强检查结果：双侧乳腺注射填充术后改

变，假体包膜破裂，双侧胸大肌内、左侧胸小肌、双侧胸大肌与胸小肌间隙、胸骨前方、双乳周围脂肪间隙、双侧胸壁及后背皮下软组织均可见多发注射物渗漏，以左侧胸壁为著，伴有左乳感染性病变的可能；左侧腋窝有稍肿大淋巴结，考虑为炎性增生的可能。

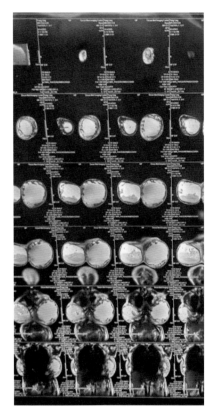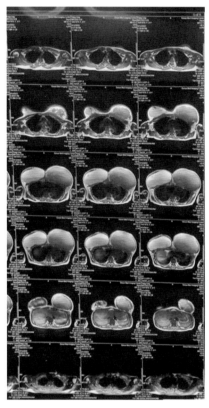

图 5-68　核磁检查结果

　　说明：病人术前双乳核磁检查提示，双乳巨大，以左乳更为显著，双乳内有大量注射材料。

　　（4）血常规化验结果：Hb 为 10.9g/L，WBC 为 27.87×10^9/L，Neu% 为 91%；Neu# 为 25.49×10^9/L。

　　（5）生化结果：钾、钠、氯结果正常。

　　（6）肝肾功能化验结果：正常。

（7）心电图检查结果：T 波异常。

四、病例讨论及其结果

根据本病例特点及各项相关检查结果，首先进行病例分析、讨论，主要议题是本病例的诊断及治疗方案。

病例诊断为：双侧乳房内注射材料隆乳术后合并严重感染，形成左乳脓肿。

针对治疗方案提出以下问题：

（1）手术治疗还是保守治疗？

（2）手术治疗的时机？

（3）手术的风险？

（4）选用何种手术？

（5）怎样能在解决病人乳房严重感染的前提下，尽量保护正常的乳腺组织、不损毁病人的双侧乳房？

围绕上述的 5 个问题进行了病例讨论：

（1）病人双侧乳房注射材料隆乳术后合并严重感染，以左侧乳房为甚。

第一种意见是：病人感染严重，白细胞 2.7 万，手术可能会导致炎症扩散、感染加重，形成败血症。主张先控制感染，待白细胞恢复正常后再行手术。

第二种意见是：即刻手术，清除乳房内的注射材料及感染性病灶。

第三种意见是：一边抗感染，一边做手术，双管齐下，及时清除病人双侧乳房内感染化脓组织，同时结合使用足量有效抗生素控制感染；手术尽量在清除干净化脓感染的组织及注射材料的前提下保留较健康的乳腺组织；要放好双乳房内的引流管，保持术后的负压引流通畅；术后继续使用足量有效的抗生素控制感染。

病例讨论结果：采纳了第三种意见，用足量有效的抗生素控制感染并及时做手术。

（2）到底选择什么手术方法，做何种手术？

对此有四种不同意见：

第一种意见是：尽快手术，清除右乳房内大量的脓液及坏死组织与注射材料。

第二种意见是：及时清除双乳房内的注射材料与化脓、坏死组织，还要注重双侧乳房的美容。因为病人有乳房美容的意愿，而且是整形美容科进行的手术。

第三种意见是：如果采取常规的开放手术，清除双乳房内的大量注射材料及包膜、乳房多个肿块及大量感染坏死化脓组织，在双侧乳房皮肤上必然留下较大的手术疤痕，直接影响双乳的美观。为了避免双乳皮肤疤痕的形成，保证手术的完全彻底，不留隐患，手术可选择在乳晕下做弧形小切口（2.5cm 长），充分利用乳房内侧皮肤破口或做 1cm 的皮肤切口，放入腔镜，在腔镜辅助下探查乳房内囊腔大小、位置以及乳房组织的健康状况，经乳晕下小切口（2.5cm 长）伸入手术器械以实施双乳房的微创手术。

第四种意见是：在前三种意见的基础上，考虑到病人在本次手术恢复之后，很有可能会行双乳的假体隆乳手术。因为本次手术去除了双侧乳房内大量的注射材料（奥美定）及病变的乳腺组织和大量的感染、坏死化脓组织之后，双侧乳房基本成了两个空囊，乳房失去了原有的形态。为了恢复乳房外形的美，病人很有可能在本次手术完全恢复之后再次选择假体隆乳，所以我们本次手术应选择微创手术：双乳注射材料取出术 + 双乳病变肿块切除术 + 双乳严重感染、化脓坏死组织彻底清除术，同时还要尽量多保留正常组织，包括胸大小肌，为病人以后在胸大肌后间隙放置假体留有余地。

根据以上病例讨论制订了具体手术方案：

（1）在腔镜辅助下，做双侧乳晕下、乳房下皱襞处 1cm 长小切口，放入 1cm 直径、30°腔镜，以完成本例双乳微创手术，取出双乳内的注射材料——奥美定。

（2）切除包囊膜。

（3）切除双乳多发肿块。

（4）彻底清除左乳内化脓、感染坏死的病变组织。

根据病例讨论的意见，经过了充分准备，病人及其家属知情同意，签署了手术同意书之后，病人于2022年3月16日在手术室气管插管全麻下接受手术。

五、手术主要步骤及难点、要点

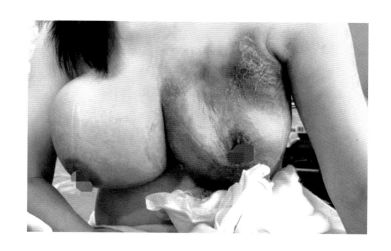

图5-69　病人手术前的双乳房照片

说明：与前面的就诊时照片有所不同，经过了有效的抗感染药物治疗及左乳下方皮肤感染区自然破口内引流出大量脓液及坏死组织后，左乳明显减压。

1. 手术主要步骤

（1）病人在气管插管全麻下，仰卧位于手术台上，常规用碘伏消毒前胸、上腹、双上肢皮肤，铺无菌隔离巾，然后再用脑科手术专用的无菌塑料薄膜（带有贮存袋的）2张，分别覆盖在左、右两个巨大的乳房上密封，隔离开两个乳房（因为左侧乳房感染化脓严重，左乳下方有一小瘘口不断有脓液溢出），防止左侧乳房脓液污染术野及右乳区。

（2）为避免术中污染导致感染扩散不良后果的发生，手术先从右乳开始（因为病人的感染化脓部位是在左乳），在右乳晕下做一个约3cm长的弧形皮肤切口，逐层切开皮肤、皮下、乳腺组织，到达右乳房内的注射材料所形成的包膜囊壁。切开囊壁约 2cm 后，见囊内有暗红色、混浊、米糊状内容物喷出。然后用吸引器吸除内容物，量约 500mL。吸除内容物后，囊腔塌陷，右乳张力变小，然后从右乳外下方皮肤做一个 1cm 切口，切开皮肤、皮下乳腺组织，到达包囊壁外，经此切口放入 1cm 直径，30°腔镜，在腔镜照明辅助下，经右乳晕下切口放入超声刀，沿包囊壁外分离、切开、止血，逐步游离包囊四壁，最后将包囊壁完整切除。切除的右乳腺肿物组织送术中快速冰冻病理诊断，诊断结果为右乳炎性肉芽组织增生，未见肿瘤细胞。用大量无菌生理盐水将右乳房后巨大残腔冲洗干净，彻底止血后再探查残腔，见胸大肌部分肌纤维在注射材料长期的压迫和腐蚀下发生萎缩，变薄、变性甚至出现慢性炎症反应。手术将病损严重的组织予以清除，清点物械如数、取走腔镜后，经右乳外侧的置镜孔放置一根硅胶引流管至右乳后方的残腔内，缝合右乳晕下的切口，右乳手术就结束了。

（3）行左侧乳房手术。在左乳晕下做一长 3.5cm 的弧形切口，切开皮肤、皮下、乳腺组织，到达左乳后方注射材料形成的包膜囊壁，切开囊壁约 3cm，见囊中有稀糊状脓液大量涌出，立即用吸引器吸出囊内脓液，约 300mL。然后经左乳内下象限已穿破的皮肤破口放入腔镜以探查囊腔，见囊腔内大量坏死组织与囊壁有粘连，囊腔巨大，占据整个左乳房的基底部，呈不规则形：向外侧延伸至左侧背阔肌前缘，向上延伸至左腋窝及左锁骨下，向内延伸至左侧胸骨旁，囊腔的后壁与胸大肌紧密粘连；左乳内下象限的皮肤已有点状坏死、穿孔，皮下组织及部分乳腺组织已坏死液化。

首先在左乳乳晕下做一 3cm 的小切口，经此切口能到达左乳房内注射材料所形成的包膜囊壁，切开囊壁约 2cm 后，见囊内有暗红色、混浊、米糊状内容物喷出，随即用吸引器吸除内容物，量约 600mL，之后见囊腔塌陷；然后从左乳内下方术前已经破溃的破口放入 1cm 直径的 30°腔镜，使之到达乳房后间隙的巨大残腔内，在腔镜照明辅助下，经乳晕下切口灌入大量无菌生理盐水反复冲洗残腔内的坏死、腐烂组织及注射材料；随后，在腔镜的辅助照明下，经此切口用超声刀沿着包囊壁外解剖、分离、切开、止血，逐步游离包囊四壁，最后将包囊壁组织及周围病变组织完整切除。本次手术基本达到了术前制定的目标，完成了左乳后方注射材料清除术、左乳后方巨大囊腔壁组织切除术、左乳肿物切除术和左乳内侧皮下坏死组织清除术。

本次双侧乳房手术，均在腔镜辅助下从乳晕下皮肤小切口实施，历时5小时余。本次手术顺利完成，实现了病人的要求，达到了整形美容科的标准，也严格遵守了乳腺外科的治疗原则。

病人术后恢复顺利。

术后第三天血常规化验结果为白细胞由术前的2.7万下降至1.4万，体温正常；一周后完全恢复正常，伤口一期愈合出院。术后随访至今，情况良好。

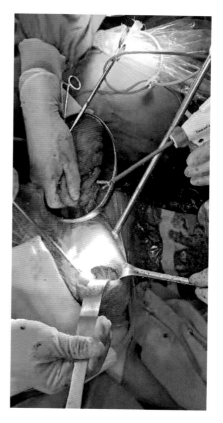

图 5 - 70　手术进行中

说明：取出左乳内注射物，病人左乳合并严重感染。

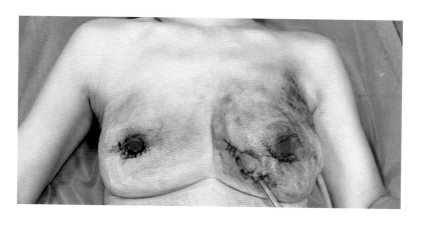

图 5 - 71　病人手术后第 5 天双乳照片

双侧乳房由术前充满注射材料合并严重感染的假性巨乳：红、肿、热、痛、张力大的危险状态变为术后真实的乳房。

2. 手术主要难点

针对左乳后方如此巨大广泛的囊腔，手术需要彻底清除囊内感染、坏死化脓组织；彻底切除囊壁；切除左乳腺的肿物；清除囊外感染化脓坏死的左乳内下方皮下组织及部分乳腺组织。如果用常规手术方法，必须要做 10cm 以上的大切口，将左乳翻上去，才能显露出左乳后方的巨大囊腔，才能实施手术。如果用这样的手术方法，必然会在病人的前胸部留下较大的手术疤痕，既不符合美容手术原则，病人也不会接受，因此，我们选择了符合乳房美容学要求的腔镜辅助微创手术。

六、经验总结

（1）本例双乳注射材料隆乳术后并发严重感染的疑难病例，是一例病情极其危重、复杂的病例，病人随时都有可能因乳房的严重感染扩散到全身而全身中毒感染、引发败血症，从而有生命危险。

（2）如果单纯靠整形美容科来诊治这样的危重病例会非常危险，因为本例病人是乳房注射材料引起的严重感染性乳房疾病，不属于乳房整形美容的诊治范畴。

（3）本例病人在乳腺外科诊治也相当困难，因为双侧乳房内有大量的隆乳注射材料积聚。

（4）在医院乳腺外科和整形美容科专业技术人员的密切协作配合下，彻底清除了本例乳房疑难、危重病例病人双侧乳房内的注射材料，切除了双乳内的病变组织，明确了诊断。

（5）最重要的一点是，我们首次大胆在腔镜辅助下，只做乳晕小切口完成了本例复杂手术。手术闯过了难关，挽救了病人的生命，也保留了病人的乳房，实现了病人的美容需求。这是乳腺外科与整形美容科有机结合的又一成功范例，值得推广。

第十节　假体隆乳术后右乳头溢血的诊治

一、病例介绍

病人：女性，45 岁。

病人曾于 2010 年在一家美容院行双乳假体植入术，术后无不适，自感双乳外观形态美丽；于 2022 年 5 月 19 日发现右侧乳头有暗红色血液溢出，量较多，特别是当右侧乳房略加压时，右乳头溢出暗红色血液增多，难以自止，无其他不适症状。因右乳头溢血不止，病人心情紧张，担心右乳发生了肿瘤，于 2022 年 5 月 23 日来到笔者所在的医院求治，并住院治疗。

二、入院后查体

胸廓无畸形；双侧乳房外观形态丰满，皮肤无橘皮样变，无酒窝征；双

侧乳头、乳晕外观正常；轻轻地触摸右乳外上象限可见右侧乳头内有暗红色血性液体溢出（如图 5 - 72 所示）；右乳外上象限内隐约可触及一约 5cm × 3cm 的肿物，界限不清，质较软；按压右乳外上象限的肿物即可见右侧乳头内有暗红色血性液体溢出；仔细观察发现右乳头溢血的部位局限于乳头的单一个导管内（如图 5 - 72 所示）；左侧乳头无溢液；双侧乳房内可触及假体感；双腋下未触及肿大淋巴结。

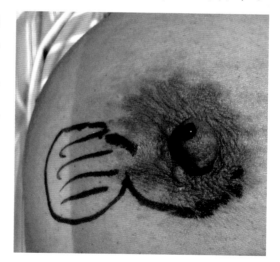

图 5 - 72　手术前标记右乳外上象限肿物

说明：溢血的乳管口。

三、辅助检查

影像表现：

乳腺组成：呈多量腺体型，腺体成分 50%~75%，影响微小病变的观察。双乳假体植入，双乳腺体受压，内未见明确肿块、结节。双乳未见明确钙化。双乳Cooper's韧带未见明显增生。双乳未见明显异常增粗血管及导管。皮肤未见异常。双侧腋下未见淋巴结。

影像诊断：

双乳呈多量腺体型，双乳假体植入术后，BI-RADS 分类:0，建议进一步检查。

图 5-73　放射科 X 光检查报告单

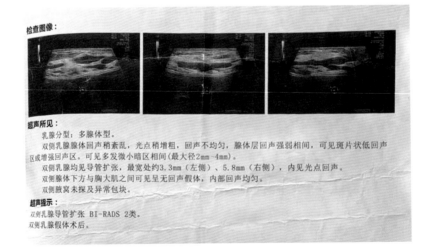

检查图像：

超声所见：

乳腺分型：多腺体型。

双侧乳腺腺体回声稍紊乱，光点稍增粗，回声不均匀，腺体层回声强弱相间，可见斑片状低回声区或增强回声区。可见多发微小暗区相间（最大径2mm~4mm）。

双侧乳腺均见导管扩张，最宽处约3.3mm（左侧）、5.8mm（右侧），内见光点回声。

双侧腺体下方与胸大肌之间可见呈无回声假体，内部回声均匀。

双侧腋窝未探及异常包块。

超声提示：

双侧乳腺导管扩张 BI-RADS 2类。

双侧乳腺假体术后。

图 5-74　术前彩超检查

四、手术主要步骤及难点、要点

（1）确定乳头溢血的病变导管，经乳房插入一根纤细的导管于病变乳腺导管内，注入2mL美蓝，使病变导管及小叶染色，为手术提供依据。

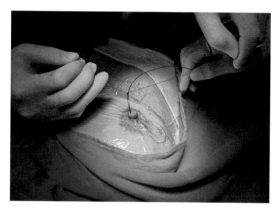

（a）先找到右乳头溢血的乳腺导管开口，插入一根纤细的导管　　（b）固定好导管，经导管内注入美蓝，让病变乳腺导管及小叶染色

图5-75　插入导管

（2）沿着蓝染的乳腺导管范围逐步切除病变导管及乳腺小叶，即刻送术中冰冻病理诊断，以明确诊断。

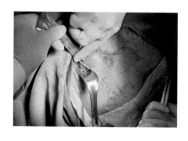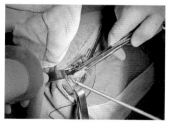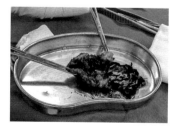

（a）手术沿着被蓝染的边界外切除导管及小叶　　（b）手术切除的病变导管及小叶

图5-76　切除病变导管及小叶

（3）术中冰冻病理诊断结果，排除乳腺肿瘤及乳腺癌。继续手术取出右乳内假体，修复双侧乳腺。

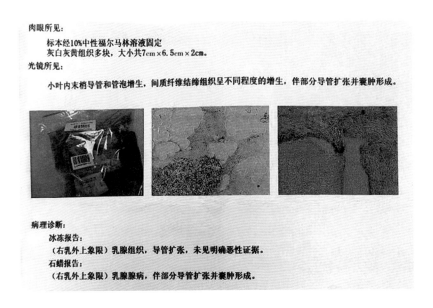

肉眼所见：

标本经10%中性福尔马林溶液固定

灰白灰黄组织多块，大小共7cm×6.5cm×2cm。

光镜所见：

小叶内末梢导管和管泡增生，间质纤维结缔组织呈不同程度的增生，伴部分导管扩张并囊肿形成。

病理诊断：

冰冻报告：

（右乳外上象限）乳腺组织，导管扩张，未见明确恶性证据。

石蜡报告：

（右乳外上象限）乳腺腺病，伴部分导管扩张并囊肿形成。

图 5-77　术后病理报告

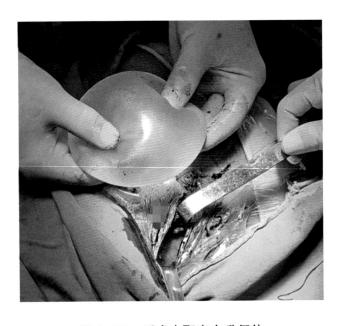

图 5-78　手术中取出右乳假体

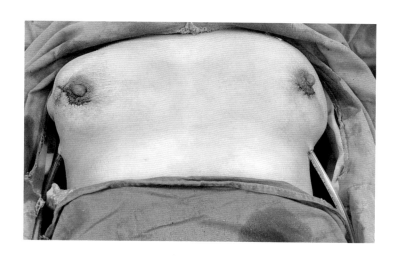

图 5 – 79 手术后双乳情况

五、经验总结

本病例双乳假体植入术后，右乳头溢血，首先要明确病因。

（1）术中切除美蓝染色的病变导管及小叶送病理诊断，以排除乳腺癌。

（2）手术取出假体后双乳成形，诊断明确，精准治疗，手术创伤小，效果令病人满意。

 第十一节 假体隆乳术后左乳多发肿块的诊治

一、病例介绍

病人：女，59 岁，已婚。

为了追求双侧乳房外观美，病人于 2001 年在当地医院行双乳假体丰乳术，术后逐渐感到右侧乳房内有刺痛感。近 3 年来，右侧乳房逐渐增大，与左侧乳房不对称，影响美观。病人于 2022 年 5 月 26 日

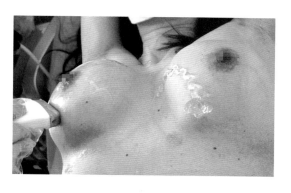

图 5 – 80 术前病人双乳照片

在当地医院行双侧乳房核磁共振检查，结果为双乳假体植入术后，左乳外后方有异常信号：BI－RADS 分级为Ⅳb 级。病人担心发生癌变，为求进一步诊治，于 2022 年 5 月来到笔者所在的医院就诊，以双乳假体丰乳术后双乳多发肿物性质待查住院治疗。

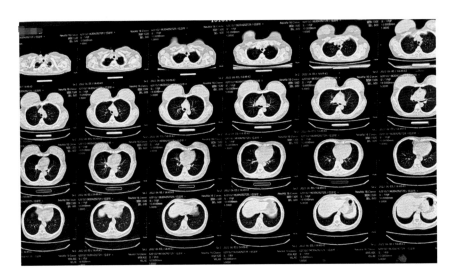

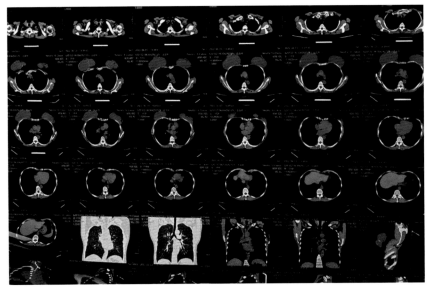

图 5－81　病人在当地医院做的乳房核磁共振检查结果

说明：双乳假体植入术后，左乳外后方有异常信号：BI－RADS 分级为Ⅳb 级。

二、入院后查体

双侧乳房巨大，右侧乳房更大导致乳房不对称；右乳皮肤菲薄，无红肿，无酒窝征；双侧乳头、乳晕无内陷，无溢液；右侧乳房内可触及多个大小不等的肿物，质中等硬度，可活动；右腋下未触及肿大淋巴结；左乳巨大，明显大于正常乳房，但小于右侧乳房，左乳头、乳晕未见异常；左乳外下象限近胸壁处可触及约拇指头大小的肿物，质硬，可活动；左腋下未触及肿大淋巴结。

三、辅助检查

双乳彩超检查结果：双乳内多发混合性病灶，性质待定；BI－RADS 分级为Ⅳa级。

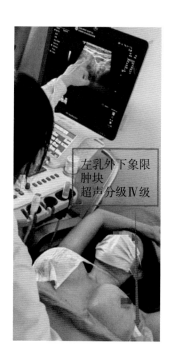

图5-82　病人做双乳彩超时的实况

说明：超声医生指的部位就是左乳外下象限 BI－RADS 分级为Ⅳa级的部位。术前乳腺彩超精准定位乳腺病变的位置，为手术切口的选择提供依据。

检查部位：　　　　　　　　　　　　　　检查设备：

MR乳腺平扫＋弥散加权成像＋动态增强扫描

检查所见：

双侧乳腺假体植入术后：现双侧乳房内见团块状异常信号影，形态不规则，信号欠均匀，边界不清，T2WI呈高信号，增强扫描假体边缘呈明显强化，其内各期均未见明显强化；左侧假体外缘及下缘见多个不规则形态囊状长T2信号影，边界清楚，信号与假体相似；右侧假体内见液－液平面，并局部假体向外下缘膨出。双侧乳腺腺体向前受压移位，T2WI呈片状稍高信号，双乳背景实质中度强化，增强扫描未见异常强化灶。双乳皮肤未见明显增厚及凹陷。左乳外后方近胸壁侧见大小约3.2cm×2.5cm的团片状稍长T2信号影，DWI呈等低信号，动态增强扫描早期呈明显强化，TIC曲线呈Ⅱ型（平台型），MIP图周围密集小血管丛显影。另于右侧假体外下缘见小结节影，DWI呈低信号，增强扫描呈轻度强化，TIC曲线呈Ⅰ型（缓慢上升型）。

诊断意见：

1、双乳假体植入术后；现左侧假体外缘及下缘多个囊状异常信号影，右侧假体向外下缘局限性膨出，假体破裂可能，请结合手术史。右侧假体内可见液－液平面，请结合临床考虑。

2、左乳外后方异常信号影，增强扫描明显强化，与前胸壁关系密切，性质待定，建议穿刺活检，BI-RADS　4b级。

3、右侧假体外下缘小结节，多考虑良性病变　BI-RADS　3级。

图 5 - 83　病人的 MR 诊断报告单

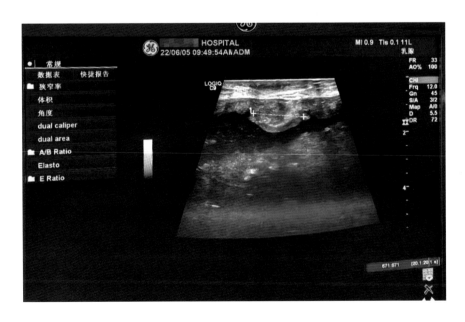

图 5 - 84　病人的双乳彩超声像图

说明：双乳彩超声像图标明病变部位及大小。

四、病例讨论及其结果

根据本例病人的临床特点和乳腺彩超、乳腺核磁共振检查结果，初步诊断为双乳假体隆胸后合并双乳多发肿块，性质待定。

病人就诊的主要目的是取出双乳内的假体。应明确诊断双乳多发肿块的性质，并给予相应的治疗。

因为病人的病情涉及乳腺外科和整形美容科两个专科，所以这两个专科的专业技术人员进行了术前病例讨论，讨论的主要议题是病人假体隆乳术后双乳多发肿块的性质是什么？

临床特点不能代替病理诊断，手术必须首先搞清楚病人双侧乳腺内多发肿块的病理性质，排除乳腺癌之后，才能行双乳假体取出术，这是基本原则。如果术中病理诊断的结果为乳腺癌，则必须按照乳腺癌的手术治疗方法实施手术。

五、手术主要步骤

按照病例讨论制订的方案，病人于 2022 年 6 月 5 日在气管插管全麻下接受手术；手术切口采取双侧乳晕下弧形切口；根据术前乳腺彩超所确定的双侧乳房内多发肿块的具体部位，首先切除双侧乳腺多发肿物送术中快速冰冻病理诊断，病理诊断结果为双乳多发增生及肉芽组织、没有发现肿瘤细胞。其次，实施双乳房后间隙内的假体取出术。术中见取出双侧乳房后间隙假体后，周围的乳腺组织形成一光滑、柔软的薄层包膜。从这一方面来讲，乳房内放置假体隆乳及自体脂肪隆胸较注射材料隆乳有较多的优越性，因为假体隆乳比较集中，对乳房及周围组织的破坏较轻；注射自体脂肪隆胸，材料源于自体，也是相对安全的；而使用注射材料隆乳，由于注射材料（如奥美定等）的广泛游走，可能造成乳房内外大量组织破坏，导致更多、更严重的并发症。因此奉劝想要隆乳的爱美女性们慎重选择隆胸材料。

检查项目（部位） 病理中标本（外 送）	病史及检查： 双乳注射材料丰乳术后21年、右乳肿大3年。 病人自述于2001年在当地████妇幼保健院行双乳注射材料丰乳术，术后自感右乳有刺痛感；右乳逐渐增大3年，与左乳明显不对称，影响美观；2022-5-26在当地医院做乳房核磁共振检查结果：双乳假体植入术后，左乳外后方异常信号、BI-RA DS-4b级，为求进一步诊治今日来我院美容科就诊，一双乳注射丰乳术后双乳多发肿物性质待查收住院治疗。病程中精神饮食可，入眠可、大小便正常，体重无下降。 临床诊断： 1.双侧乳房肿物 2.双侧乳房假体和植入物的机械性并发症 3.术中冰冻病理。

图 5-85　临床诊断结果

六、经验总结

（1）隆乳术应用至今已有 70 余年历史了，根据植入的材料种类不同，隆乳方法主要有：液体代用品注射法；自体组织移植法；假体植入法。

①液体代用品注射法，最早采用液状石蜡和硅胶等材料，但因术后引起诸多并发症而被淘汰。1997 年开始国内曾兴起采用聚丙烯酰胺水凝胶（奥美定）注射隆乳，但问题多多，因此于 2006 年奥美定被国家命令禁止使用，虽然奥美定已禁用 10 余年了，但由此引起的后患至今还在继续发酵，为广大追求乳房外形美的女性造成了无法估量的损害。从本书所陈述的部分疑难病人的诊治过程，我们能充分感受奥美定注射隆胸的危害。

②自体组织移植法，常用的是自体脂肪颗粒注射隆乳，但临床上发现存活率低，需多次注射；用自体肌瓣转移隆乳也是常用方法之一，但组织量有限。

③假体植入法，是目前世界上应用较为广泛和安全的隆乳方法。

（2）本病例就是接受了假体隆乳术后 21 年、乳房出现了多发肿块，高度怀疑为右侧乳腺肿瘤而坚决要求取出假体、切除乳腺多发肿块、排除乳腺肿瘤的病人。我们尊重病人的选择，根据病人的具体病情，严格按照乳腺肿瘤的诊治原则，为本病例实施了手术治疗：通过一次手术，首先切除了乳腺肿块，其术中快速冰冻病理诊断结果为乳腺多发增生及肉芽组织、未发现肿瘤细胞；然后取出乳房内的假体。手术过程顺利，术后没有发生相关的并发症。

（3）本病例由于乳房内长期放置假体，正常的乳腺组织受压，刺激假体周围的乳腺组织发生变化，在假体周围形成了大小不等的肿块，此时病人因担心发生"癌变"而寝食难安，而且现有的各种影像学检查结果显示乳腺肿块有肿瘤可能性更令病人感到焦虑，无奈之下病人违背当初追求乳房形态美的初衷，要求手术治疗。

（4）手术后病人双侧乳房的外形发生了巨大变化：乳房外形变小、变形。病人的身心难以承受，因此产生了医患矛盾，病人从术前担心乳腺肿瘤的心态，转变为术后对乳房形态不满意的心态，与医生就术后乳房形态不理想的问题产生了纠纷。

（5）在此奉劝每位整形美容科手术医生，面对每一位追求乳房外形美的女性，务必要时刻保持清醒的头脑，既要尊重她的需求，更要实事求是地讲清楚美容手术的目的、方法、风险，还要掌握求美者的心理、社会和经济情况。切勿过分夸大手术效果，而忽视手术中、手术后的各种风险，从而导致出现不良后果。

第十二节 双乳注射隆乳术后注射物游离至右腋动脉周围的诊治

一、病例介绍

病人：女，41 岁。

主诉：注射材料丰双乳术后 20 年，伴注射物广泛移位 2 年。

病人 2002 年于珠海某医院行注射材料丰双乳术，术后双侧乳房外观形态饱满，无特殊不适。2 年前无明显诱因出现双侧乳房注射物移位，最明显的是右腋窝下出现鹅蛋大小的肿块，影响右上肢功能，导致右上肢时有麻木。另外，发现注射物逐渐向乳房外、上腹壁及乳房下移位。

2022 年 8 月 30 日在笔者所在的医院就诊，彩超检查提示：双侧乳腺增生；右侧乳腺低回声区，性质待定，乳腺 BI – RADS 分级为Ⅲ级；双侧乳腺后方混合性病灶，考虑为注射材料；右侧锁骨下方、右侧乳腺下方至右上腹处混合性病灶，考虑为注射材料。

二、入院后查体

双侧乳房不对称，右乳体积明显大于左乳，双乳外观饱满，乳腺皮肤无红肿，无橘皮样变，无酒窝征；乳房较松弛下垂，可活动；双乳可触及明显的异物及结节，上界至锁骨下及右腋窝，均可触及异物感、肿块，内侧至胸骨处，外侧至腋后线处，下界至乳房下皱襞及上腹壁，边界欠清，无压痛；双腋下未触及肿大淋巴结（见图 5 – 86）。

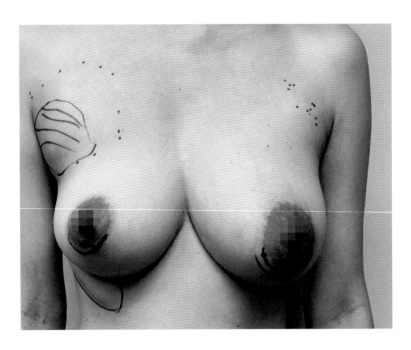

图 5 – 86　病人就诊时双乳及周围（包括右腋下）注射材料分布范围

三、辅助检查

（1）胸部 CT 检查结果：右下肺小结节，性质待查，拟炎性结节可能性大，右肺中叶钙化斑；双侧乳房假体术后改变。

（2）彩超检查结果：双侧乳腺增生；右侧乳腺低回声区，性质待定，乳腺 BI－RADS 分级为Ⅲ级；双侧乳腺后方混合性病灶，考虑为注射材料；右侧锁骨下方、右侧乳腺下方至右上腹处混合性病灶，考虑为注射材料。

（3）心电图显示：窦性心律；胸导联低压。

检查部位：乳腺及双侧腋窝淋彩色B超检查 1 次

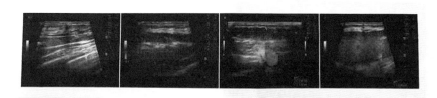

检查描述：
双侧乳腺对照探测：
2D：双侧乳腺内部光点增粗、增强，分布不均，双侧乳腺可见多个片状低回声，边界清晰，内回声尚均，右侧乳腺11点钟距乳头30mm处可见一大小约4mm×3mm低回声区，边界清，内回声均。
双侧乳腺腺体后方可见混合性回声，以暗区为主，可见光点、光条，前后径分别约33mm（左侧）、38mm（右侧）。
双侧腋窝均未探及肿大淋巴结回声。
CDFI：上述乳腺无回声区及混合性回声周边及内部未见彩色血流信号显示。

右侧锁骨下方可探及一范围约60mm×20mm混合性回声，以暗区为主，可见光点、光条。
右侧乳腺下方至右上腹处可探及一范围约70mm×11mm混合性回声，以暗区为主，可见光点、光条。CDFI未见明显异常彩色血流信号显示。

超声提示：
双侧乳腺增生。
右侧乳腺低回声区，性质待定，乳腺BI-RADS分级：Ⅲ级。
双侧乳腺后方混合性病灶，考虑注射材料。
右侧锁骨下方、右侧乳腺下方至右上腹处混合性病灶，考虑为移位的注射材料，请结合病史。

图 5－87　病人术前彩超检查结果

四、入院诊断

乳房假体和植入物术后并发症。

五、病例讨论及其结果

根据病人的病史、临床特点和辅助检查结果，诊断为：乳房假体和植入物术后并发症（注射物广泛游离至乳腺外、锁骨下、右腋下、上腹壁）。

术前病例讨论，需要解决的关键问题是：

（1）手术风险评估：本病例是一例双乳注射隆乳术后 20 余年，病发乳房注射物广泛游离，特别是注射物游离至锁骨下、右腋下、神经大血管周围，手术风险较大。

（2）根据各项相关检查结果：有手术治疗指征，但手术风险很高，特别是处理右锁骨下、右腋下、神经大血管周围的注射材料时，有可能损伤大血管和神经，导致严重的并发症。

在病人及其家属知情同意的前提下，做好术前准备，进行手术治疗。

经过了充分的术前准备后，病人于 2022 年 9 月 1 日上午被送入手术室，在气管插管全麻下实施了双乳及右腋窝、腋动脉周围注射材料取出术＋双乳病变切除术＋双乳成形术。

六、手术主要步骤及难点、要点

（1）病人在气管插管下，仰卧位于手术台上，双上肢外展 90°；胸腹及双上肢皮肤常规安尔碘消毒，术区铺无菌隔离巾。

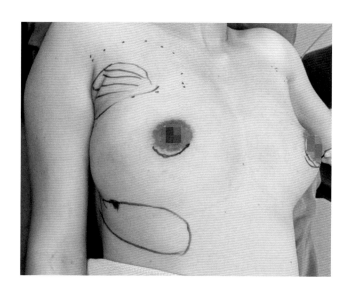

图 5 – 88　病人右腋窝注射材料形成的肿块（手术的关键部位）

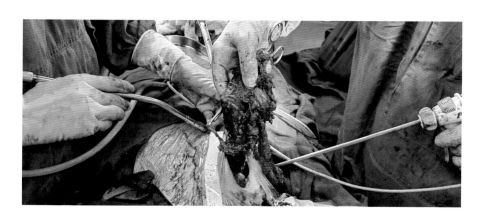

图 5 – 89　从左侧乳房内取出的注射物包膜壁及病变组织

（2）手术先从左侧乳房开始。在左乳晕下做一约 5cm 长弧形切口，用超声刀切开皮肤、皮下组织。切开乳腺组织后，见切口下有乳白淡黄色包膜及大小不等的肿物。用超声刀分离、切开包膜壁，见有约 60mL 黄色米粥样物（奥美定）涌出，即用吸引器吸除后，继续手术探查：见左乳腺后与胸大肌之间形成一不规则腔隙，残腔在胸骨中下段表面有一直径约 2cm 的裂口通向右侧乳房后间隙；残腔四壁是由增生、变性、瘢痕化、纤维化组织形成的壁厚不均的包膜壁，内表面为分散的凹凸不平乳头状组织，这层组织与乳房后壁及胸大肌肌膜紧密粘连；包膜壁外周围的乳腺组织有大小不等的结节及肿物。沿包膜壁外，用超声刀在直视下逐步解剖、分离、切开、止血、切除包膜及肿物，取部分质地坚硬的乳腺肿物组织作病理标本。残腔内用大量无菌生理盐水冲洗、止血。

（3）然后做右侧乳房手术。沿着右乳晕下方弧形切开皮肤约 5cm 长，用超声刀切开皮肤、皮下组织。切开乳腺组织后，见切口下有乳白淡黄色包膜及大小不等的肿物。切开包膜壁后，见有约 80mL 黄色米粥样物（奥美定）涌出，即用吸引器吸除，继续手术探查：见右乳腺后方与胸大肌之间、胸大肌后间隙形成一不规则、相互贯通的腔隙，残腔向内通向胸骨右侧旁；向上通向右锁骨下、右腋窝及腋动脉鞘周围；向外通向右腋后线；向下通向右侧上腹部腹直肌浅面。如此巨大的不规则残腔之间相互贯通，内充满着黄色小米粥样的半流体物（奥美定）；残腔四壁是由注射物长期腐蚀引起周围组织变性、增生所形成的厚薄不均、凹凸不平的包膜。立即用吸引器吸除残腔内的注射物（约800mL）后，用大量的无菌生理盐水冲洗残腔，逐步切除残腔包膜组织，充分显露右侧腋窝、腋鞘、腋动脉周围，认清解剖关系，防止误伤。围绕这些重要的解剖结构，小心分离、切除大部分包膜组织后，用大量的无菌生理盐水（5 000mL）反复冲洗，直至冲洗液清亮为止。认真止血后，行双侧乳房成形术。

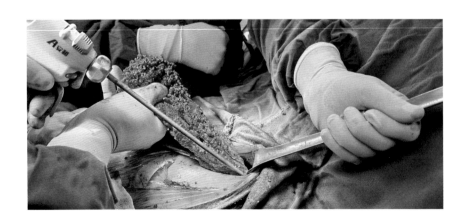

图 5 - 90　右侧乳房内及右锁骨下切除的包膜壁组织

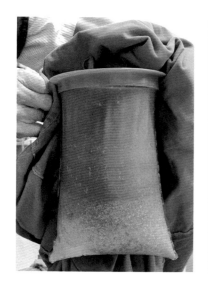

图5-91 右侧乳房里
清理出的奥美定

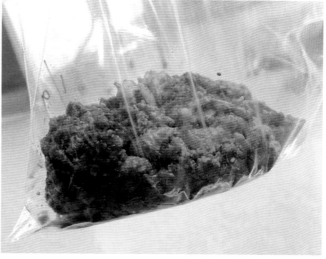

图5-92 右侧乳房内切除的包膜壁组织

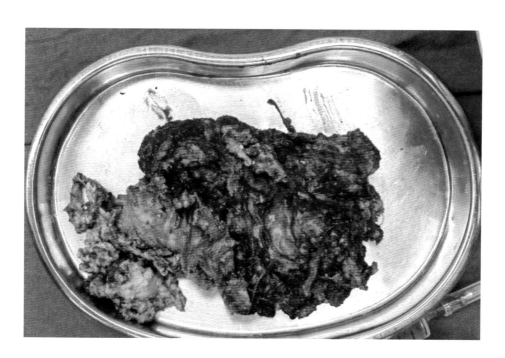

图5-93 送病理科的标本

手术历时7小时30分钟，顺利完成，切除的标本送病理科。

大体所见： 1. （左乳硬块）送检20cm×10cm×8cm暗灰不规则组织一块，切面暗灰、灰黄，质软。
2. （右乳硬块）送检12cm×8cm×5cm暗灰不规则组织一块，切面暗灰、灰黄，质软。

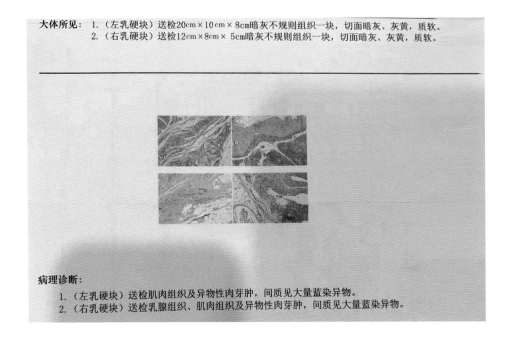

病理诊断：
1. （左乳硬块）送检肌肉组织及异物性肉芽肿，间质见大量蓝染异物。
2. （右乳硬块）送检乳腺组织、肌肉组织及异物性肉芽肿，间质见大量蓝染异物。

图 5 – 94　病人术后病理诊断报告

术后病理诊断结果：双乳和皮下组织异物性肉芽肿。

术后第六天，病人痊愈出院。

七、经验总结

（1）注射材料由乳房广泛游离至前胸壁、上腹部、右腋下、腋动脉周围，造成了巨大的囊腔。手术中必须将注射材料清理干净，完全切除注射材料所造成的巨大残腔壁及病变组织，创造新鲜创面，以利愈合。

（2）手术的关键是处理好右腋动脉周围的病变组织，取干净注射材料，剥除注射材料所形成的包膜，过程中很容易损伤腋动脉、腋静脉、臂丛神经，一旦损伤将造成严重不良后果，手术风险高。

（3）术者在术中本着严谨细致、大胆细心的操作原则，在切除病变组织的同时，尽量避开右腋下的血管、神经，顺利完成了本例高风险手术，没有发生相关并发症，收到了良好效果，病人满意而归。

第十三节　双乳注射隆乳术后右乳感染反复流脓三年的诊治

一、病例介绍

病人：女，66 岁。

主诉：行注射材料丰双乳术后 25 余年，伴双乳肿大、右乳反复流脓 3 年。

病人于 25 年前在当地医院行注射材料丰双乳术，术后觉双乳外观形态饱满，乳房异物感明显，当时未予特殊处理；3 年前，曾于外院先后三次行右乳注射材料取出术（具体治疗方案不详），近 3 年来，右乳下方手术伤口处反复流脓，伤口不愈合，病人痛苦不堪，严重影响身体健康，于 2022 年 8 月 23 日来我院就诊。

既往病史：发现高血糖、高血压 2 年，间歇性药物治疗，目前予口服降糖药控制血糖（予利格列汀 5mg po gd、吡格列酮 30mg po qd、伏格列波糖分散片 0.3mg tid po），血糖、血压控制不理想。

二、入院后查体

双侧乳房不对称，左侧乳房明显肿大，外观饱满，形态欠规则。右侧缩小变形，右乳房下皱襞处可见一皮肤破溃，大小约 1.5cm×2.5cm，挤压右乳时可见有脓液从右乳下方皮肤破溃处流出，破口周围可见陈旧手术疤痕组织，没有生机。

双侧乳房内均可触及明显异物及大小不等的硬结，异物感明显，左乳有波动感，左乳皮肤未见破溃。左侧乳房皮肤腺体较松弛，乳头、乳晕未见异常。右侧腋窝可触及肿大淋巴结，左侧腋窝未触及肿大淋巴结。

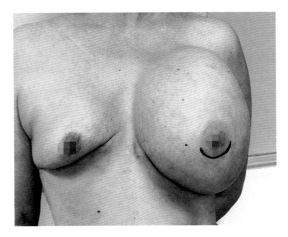

图 5－95　病人入院时双乳正位照片

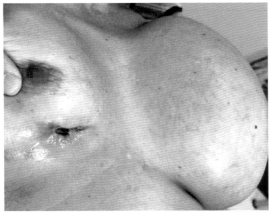

图 5－96　右乳下方反复流脓的窦道口

说明：有增生肉芽组织。

三、辅助检查

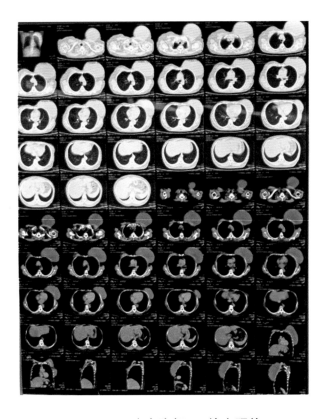

图 5－97　病人胸部 CT 检查照片

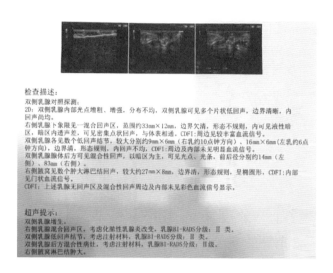

检查描述：
双侧乳腺对照探测；
2D：双侧乳腺内部光点增粗、增强，分布不均，双侧乳腺可见多个片状低回声，边界清晰，内回声尚匀。
右侧乳腺卜象限见一混合回声区，范围约33mm×12mm，边界欠清，形态不规则，内可见液性暗区，暗区内透声差，可见密集点状回声，与体表相通。CDFI：周边见较丰富血流信号。
双侧乳腺各见数个低回声结节，较大分别约9mm×6mm（右乳10点钟方向）、16mm×6mm（左乳的6点钟方向），边界清，形态规则，内回声不均，CDFI：周边及内部未见明显血流信号。
双侧乳腺体后方可见混合性回声，以嘀为主，可见光点、光条，前后径分别约14mm（左侧）、83mm（右侧）。
右侧腋窝见数个肿大淋巴结回声，较大约27mm×8mm，边界清，形态规则，呈椭圆形，CDFI：内部见门状血流信号。
CDFI：上述乳腺无回声区及混合性回声周边及内部未见彩色血流信号显示。

超声提示：
双侧乳腺增生。
右侧乳腺混合回声区，考虑化脓性乳腺炎改变，乳腺BI-RADS分级：Ⅱ类。
双侧乳腺低回声结节，考虑注射材料，乳腺BI-RADS分级：Ⅱ类。
双侧乳腺后方混合性回声灶，考虑注射材料，乳腺BI-RADS分级：Ⅱ级。
右侧腋窝淋巴结肿大。

图5-98　病人乳腺彩超检查结果

（1）胸部CT检查结果：左乳巨大，充满注射材料，右乳房小，胸壁内有注射材料，双乳假体植入术后改变。

（2）彩超检查结果：双乳乳腺增生；右侧乳腺混合回声区，考虑为化脓性乳腺炎改变，乳腺BI-RADS分级为Ⅱ级；双侧乳腺低回声结节，考虑为注射材料，乳腺BI-RADS分级为Ⅱ级。右侧腋窝淋巴结肿大。

（3）肝功能检查结果：转氨酶明显升高，ALT为86U/L，AST为85U/L。

图5-99　病人肝功能检查单

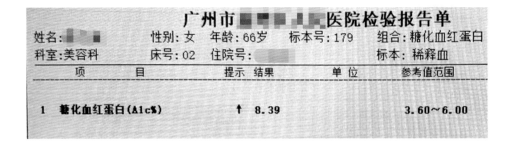

图 5 - 100　糖化血红蛋白化验结果

（4）血糖检查结果：糖化血红蛋白明显升高，证实糖尿病。

（5）脓液细菌培养结果：铜绿假单胞菌＋＋＋。

	广州市 ▮▮▮▮ 医院检验报告单				
姓名: ▮▮	性别: 女	年龄: 66岁	标本号: 2		组合: 分泌物细菌培养+药敏
科室: 美容科	床号: 02	住院号: 1▮		标本: 分泌物	条码: 22▮

鉴定结果:铜绿假单胞菌　　　　　　**菌落数:++**

	缩写	抗生素名称	最小抑菌浓度	K-B法(直径mm)	抑菌范围	敏感度
1	AMK	阿米卡星(Amikacin)	4-32mg/l		15 – 16	敏感
2	ATM	安曲南(Aztreonam)	8-32mg/l		16 – 21	中敏
3	CAZ	头孢他啶(Ceftazidime)	4-16mg/l		15 – 17	敏感
4	CIP	环丙沙星(Ciprofloxacin)	1-2mg/l		16 – 20	耐药
5	CPS	头孢哌酮/舒巴坦(Cefoperazone/Sulbactam)	32/16mg/l		16 – 17	敏感
6	FEP	头孢吡肟(Cefepime)	8-16mg/l		15 – 17	敏感
7	GEN	庆大霉素(Gentamicin)	4-8mg/l		13 – 14	敏感
8	IPM	亚胺培南(Imipenem)	4-8mg/l		14 – 15	敏感
9	LEV	左旋氧氟沙星(Levofloxacin)	2-4mg/l		14 – 16	耐药
10	MRP	美罗培南(Meropenem)	4-8mg/l		14 – 15	敏感
11	PB	多粘菌素B(Polymyxin B)	2-4mg/l		9 – 11	敏感
12	TCC	替卡西林/棒酸(Ticarcillin/Clavulanic acid)	16/2mg/l		14 – 15	敏感
13	TOB	妥布霉素(Tobramycin)	4-8mg/l		13 – 14	敏感
14	TZP	哌拉西林/他唑巴坦(Piperacillin/Tazobactam)	64/4mg/l		17 – 18	敏感
15	PICC	哌拉西林(用于绿脓杆菌)(Piperacillin)	64mg/l		–	敏感

图 5 - 101　两次右乳窦道口脓液细菌培养结果

说明：铜绿假单胞菌属于多重耐药菌，病人反复右乳流脓，经多次手术，伤口仍然不愈合，与反复使用抗生素导致产生多重耐药菌有关。提醒：凡是乳腺注射材料隆乳后，伤口久治不愈的病人，一定要做伤口脓液细菌培养，根据细菌种类选择敏感抗生素，绝对不能滥用抗生素。

四、入院诊断

入院后诊断为：

（1）乳房假体和植入物术后机械性并发症；

（2）Ⅱ型糖尿病；

（3）肝功能不全。

根据患者的病史、临床特点和辅助检查结果，诊断为：注射材料丰双乳术后 25 余年，伴双乳肿大、右乳反复流脓 3 年，脓液细菌培养结果为多重耐药菌（铜绿假单胞菌＋＋＋）；高血压、糖尿病、肝功能损害。

五、病例讨论及其结果

术前病例讨论，需要解决的关键问题是手术风险评估。

本病例是一例病情非常复杂的病人，双乳注射材料广泛游离，右乳多次手术合并严重感染，细菌培养为多重耐药菌；病人合并有糖尿病、高血压、肝功能异常，病情复杂，手术风险高。

在病人及其家属知情同意，术前控制血糖、血压的前提下，做好术前准备，进行手术治疗。

经过了充分的术前准备后，病人于 2022 年 8 月 24 日上午被送入手术室，在气管插管全麻下实施了双乳注射隆胸术并发症处理＋右侧乳房注射隆胸术术后脓肿切除术＋双乳注射材料取出及包膜切除术＋双乳成形术。

六、手术主要步骤及难点、要点

1. 手术主要步骤

（1）病人在气管插管全麻下，仰卧位于手术台上，双上肢外展 90°；胸腹及双上肢皮肤常规安尔碘消毒，术区铺无菌隔离巾。

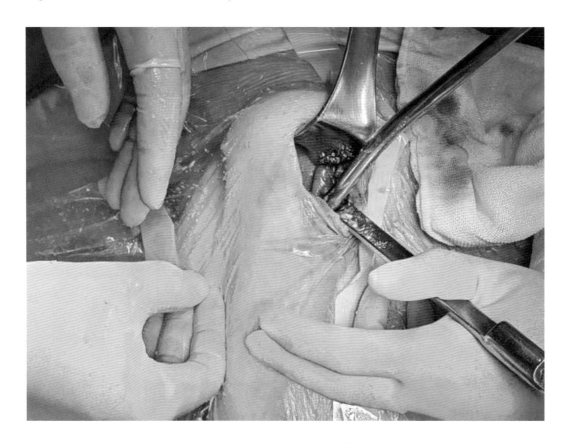

图 5 - 102　手术进行中

　　（2）手术先在左乳晕下做 5cm 长弧形切口，皮下分离乳腺组织后，见有乳白色纤维包膜组织，包膜张力大，内充满注射材料；用超声刀在包膜壁做约 2cm 长切口，见有大量混浊米汤带米粒状液态注射物从切口内喷出，即用吸引器吸出，量约 1 000mL。吸出注射材料后左乳留有巨大残腔，用大量无菌生理盐水冲洗残腔，用超声刀继续沿残腔壁外在直视下逐步解剖，分离并完整切除注射材料所形成的巨大包膜壁组织。包膜壁组织厚薄不均，薄处约 2mm，厚处约 2cm，包膜壁内凹凸不平，有大量大小不等的乳头状凸起。包膜壁位于乳房后间隙，部分胸大肌已被破坏，部分乳腺组织也被破坏，组成部分的包膜壁组织。切除包膜后，反复用无菌生理盐水冲洗乳房后间隙，彻底止血，放置引流，缝合伤口。

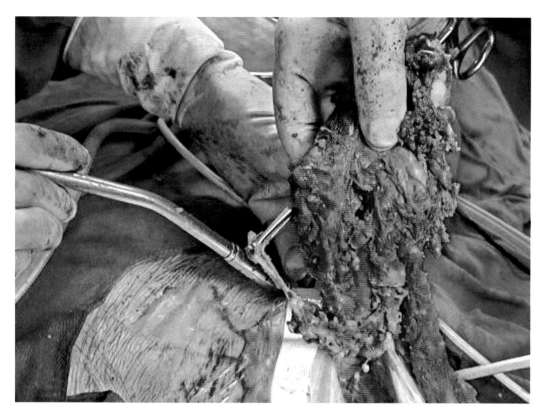

图 5 - 103　手术切除的包膜、病变组织

（3）然后更换手术器械，开始右乳手术。沿着术前设计的右乳下皱襞（原多次手术形成的疤痕组织以及脓肿外窦道口长约6cm，宽约2cm范围）梭形切口切除皮肤窦道组织及切口下方皮下疤痕组织，沿窦道壁外分离、解剖，见切口下有瘢痕结缔组织，窦道一直通向右乳房后间隙，形成约15cm×10cm腔隙，内充满脓性坏死组织及注射材料。用超声刀沿包膜壁外剥离，逐步完整切除脓肿及包膜壁组织，再仔细分离、切割及止血，切除硬块，检查确认无明显活动性出血。

（4）残腔彻底止血后，反复用大量无菌生理盐水冲洗，乳房成型，放置引流管，缝合伤口，手术顺利结束。

大体所见：1.（左乳增生物）送检16cm×8cm×6cm暗黄囊壁样组织一块，壁厚0.1cm，质软。

2.（右乳增生物）送检直径7cm暗红组织一块，切面灰黄、暗红，质软。

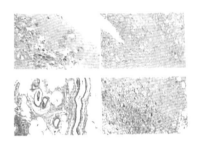

病理诊断：

1.（左乳增生物）异物包涵性囊肿。

2.（右乳增生物）乳腺纤维腺病伴异物性肉芽肿形成。

图 5 – 104　术后病理报告

（5）术后治疗包括：使用定量有效的抗生素；控制血糖；护肝等。

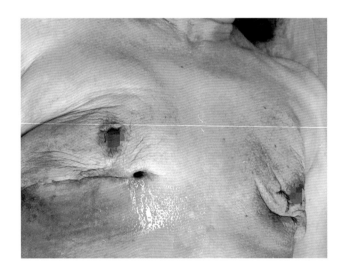

图 5 – 105　病人的伤口情况（术后一周）

说明：术后一周，右乳窦道基本愈合，脓液明显减少，病人非常满意。

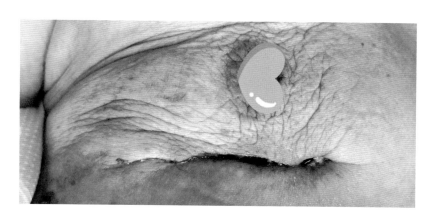

图 5 - 106　病人的伤口情况（术后十天）

说明：术后十天，右乳窦道基本愈合。

2. 手术主要难点

（1）病人合并有高血压、糖尿病、肝功能异常，增加了手术的风险，术前必须加以纠正，以提高手术的安全性。

（2）手术切口小，手术范围广，位置深，手术操作相当困难。

（3）在右乳注射材料隆胸术后，反复多次手术合并多重耐药性感染，形成右乳腺脓肿，手术有引起感染扩散的可能性。

（4）糖尿病影响术后伤口愈合。

七、经验总结

（1）手术中严格遵守无菌原则，尽量防止术中感染扩散。

（2）尽量保护正常组织，争取切除全部病变组织，创造新鲜的组织创面，以利于伤口愈合。

（3）术中应反复使用无菌生理盐水冲洗创面。

（4）保证引流通畅。

（5）术后继续使用有效抗生素，并进行护肝、降血糖、降血压治疗。

第十四节 双乳注射隆乳术后 20 余年右腰腹、会阴部肿块的诊治

一、病例介绍

病人：女，50 岁。

主诉：双乳注射隆乳 20 余年，伴右腰腹部及会阴部肿块。

病人于 20 多年前在某美容院行注射材料填充双乳术，术后无特殊不适。2018 年发现注射材料逐渐游走到右侧腰背部、右侧腹部及右腹股沟部，有疼痛、红肿；于 2020 年发现注射材料游走到会阴部，右侧会阴及阴唇明显肿胀隆起，伴有疼痛，严重影响生活及工作。病人来我院整形美容科就诊，要求取出双乳及全身多处注射材料，门诊拟以"乳房假体和植入物术后并发症"收入我科。

二、入院后查体

双侧乳房不对称，左乳体积略大于右乳，双乳外观较饱满，触之较硬，活动欠佳；双乳胸大肌后方触有明显异物及硬结，上界至锁骨下方及腋窝边缘，内侧至胸骨边缘，外侧至腋后

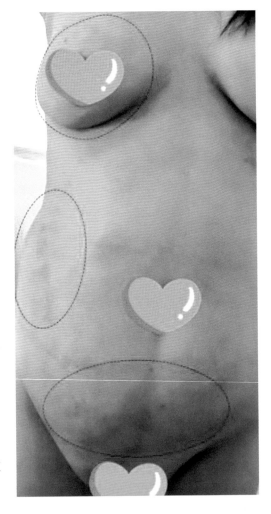

图 5 - 107 术前注射物游离范围

说明：注射物在双乳、前胸壁、右侧腰腹部、会阴部皮下广泛存在。

线处；右乳下皱襞下方至肋弓范围皮下深层触有异物感，外观较膨隆，皮下可触及多处大小不等的结节，边界欠清，压痛（－）；右侧腰腹部、背部平脐处至腹股沟、右侧会阴部大阴唇范围皮下及深筋膜层下均触有明显异物，有波动感，边界欠清，皮下可触及多处大小不等的结节，会阴部皮肤薄，发红，大阴唇处皮肤发红明显，压痛（＋），皮肤未见破溃及渗液。双乳中度下垂，乳头、乳晕未见异常，腋下未触及肿大淋巴结。

三、辅助检查

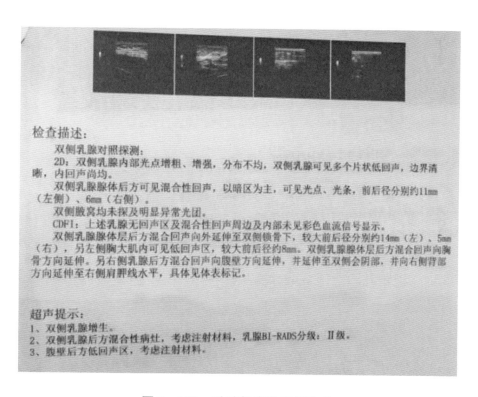

图 5－108　乳腺超声检查报告单

（1）乳腺超声提示：双侧乳腺增生；双侧乳腺混合性回声，性质待定；双侧乳腺后方混合性病灶，考虑为注射材料，乳腺 BI－RADS 分级为Ⅱ级；双侧腋窝实质性病灶，考虑为淋巴结。

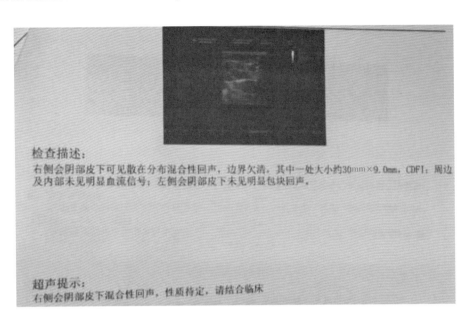

检查描述：
右侧会阴部皮下可见散在分布混合性回声，边界欠清，其中一处大小约30mm×9.0mm，CDFI：周边及内部未见明显血流信号；左侧会阴部皮下未见明显包块回声。

超声提示：
右侧会阴部皮下混合性回声，性质待定，请结合临床

图 5 - 109　皮下软组织彩超检查报告

（2）皮下软组织彩超显示：右侧会阴部、腹部皮下混合性回声，性质待定。

（3）胸部 X 片检查结果：未见明显异常。

（4）核磁共振检查结果：双乳注射材料残留改变；双乳，胸，腹盆部及双侧会阴部皮下软组织有广泛异常信号。

初步诊断：

（1）乳房假体和植入物术后机械性并发症（并右侧腰腹部、背部及会阴部移位）；

（2）会阴部软组织感染。

四、住院诊治经过

根据患者的病史、临床特点和辅助检查结果，诊断为：双乳注射隆乳20余年，伴右腰腹部及会阴部肿块。

五、病例讨论及其结果

术前病例讨论需要解决的关键问题是病人双侧乳房注射材料隆胸术后材料广泛移位至前胸壁、右侧腹部、右侧腰部、腹股沟部、会阴部；手术治疗创伤大，风险高，特别是会阴部注射材料取出相当困难。切口的选择很重要，既要考虑手术显露，又要考虑美容效果，特别是会阴部注射材料广泛存在于皮下疏松结缔组织内，手术容易造成误伤和注射物残留等问题。

在病人及其家属知情同意下，做好术前准备，进行手术治疗。在气管插管全麻下，实施了去除乳房植入物术＋乳房病损切除术＋右侧腰腹部、背部、会阴部异物取出术＋腔隙修复、乳房皱襞重建术。

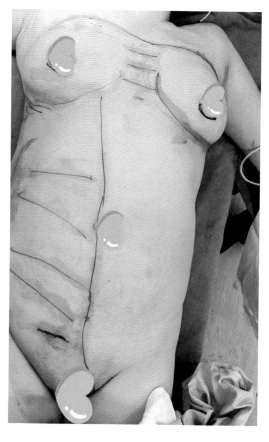

图 5－110　术前标记注射物存在的部位、范围

说明：标记的部位、范围有双乳、前胸壁、右侧腹壁、右腰背部、会阴部。

六、手术主要步骤

1. 手术主要步骤

（1）病人在气管插管全麻下，仰卧位于手术台上，双上肢外展90°。胸部、腰腹部、腹股沟、会阴部及双上肢皮肤常规安尔碘消毒，术区铺无菌隔离巾。

（2）手术先从左乳晕下做一约5cm长弧形切口，用超声刀切开皮肤、皮下组织。切开乳腺组织后，见切口下有乳白淡黄色包膜及大小不等的肿物。用超声刀分离切开包膜壁，见有约 60mL 黄色米粥样物（奥美定）涌出，即用吸引器吸除，继续手术探查：见左乳腺后方与胸大肌之间形成一不规则腔隙，残腔在胸骨中下段表面有一直径约 2cm 的裂口通向右侧乳房后间隙；残腔四壁是由增生、变性、瘢痕化、纤维化组织形成的壁厚不均的包膜壁，内表面为分散的凹凸不平乳头状组织，这层组织与乳房后壁及胸大肌肌膜紧密粘连；包膜壁外周围的乳腺组织有大小不等的结节及肿物。用超声刀沿包膜壁外在直视下逐步解剖、分离、切开、止血、切除包膜及肿物，取部分质地坚硬的乳腺肿物组织做病理标本。残腔内用大量无菌生理盐水冲洗，止血。

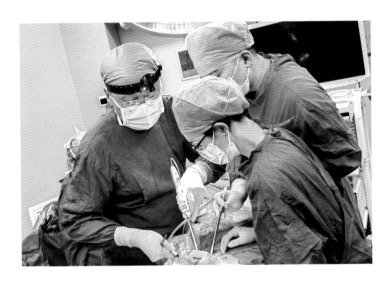

图 5-111　手术进行中

（3）然后行右乳手术。沿术前设计的右侧乳晕下缘约 5cm 长的切口，切开皮肤、皮下，用超声刀继续切开、分离、止血。切开乳腺组织后，见切口下有包膜结缔组织。切开包膜壁后，见有约 80mL 黄色米粥样物（奥美定）涌出，即用吸引器吸除，继续手术探查：见右乳腺后方与胸大肌之间形成一不规则腔隙，残腔在胸骨中下段表面有一直径约 2cm 的裂口，与左侧乳房后间隙相通。从残腔内伸入手指进一步探查：发现残腔下壁内有一直径

3～4cm 的裂隙，向下通往腹壁腹直肌前鞘间隙，形成不规则、蜂窝状隧道，通向右侧下腹壁及右侧腰背部肌层表面的脂肪间隙，内充满着黄色米粥样物（奥美定）。立即用吸引器吸除后，用大量无菌生理盐水冲洗残腔内残留的奥美定，直至冲洗液清亮为止。逐步用超声刀切除包膜壁及周围的肿物组织，仔细分离、切割及止血，切除残腔后壁的包膜及硬块。检查无明显活动性出血后，予无菌生理盐水反复冲洗腔隙，至冲洗液清亮为止。

（4）在右侧腹直肌中外侧及右腋中线至右腰背部各分别做一约5cm长斜行切口，切开皮肤、皮下组织后，见有黄色米粥样物（奥美定）涌出，立即用吸引器吸除。用手指伸入切口内进一步探查：见皮下脂肪纤维层内有不规则、蜂窝状潜在腔隙，与右侧腹壁、右乳后间隙、右腰背部、右腹股沟区及右会阴部相通，间隙内充满黄色米粥样物（奥美定），立即用吸引器反复抽吸。因腔隙太大，抽吸不畅，故在上腹部剑突与肚脐之间做一约2cm长的皮肤纵向切口。切开皮肤、皮下后，手指伸入切口内探查，此切口与腹壁、乳腺后方以及腰背部皮下隧道相通。用大量无菌生理盐水冲洗残腔后，将中纱垫做成长条状，经此切口用静脉剥离器做引导带入纱垫至皮下隧道腔隙内，纱垫另一头从右侧腰腹部切口引出。一块纱垫两端经两个切口，纱垫大部分留在隧道间隙内。术中术者多次置换纱垫，反复拉扯纱垫两端，带出残腔隧道内残存的奥美定颗粒。因为残腔的隧道间隙大、范围广，手术切口小，残腔壁组织不能被切除。干纱垫从小切口放入后，在残腔壁反复涂擦，使残腔内表面变粗糙，有利于残腔闭合。另外，通过纱垫反复在残腔内涂擦，带出残留的奥美定。

（5）从右腹股沟韧带中点上方1cm处至耻骨结节做一约5cm长与之平行的切口，切开皮肤、皮下，见有约80mL黄色米粥样物（奥美定）涌出，即用吸引器吸除。术者用食指伸入切口内探查：发现右腹股沟区皮下脂肪层组织广泛破坏，形成蜂窝状腔隙隧道，与腹壁肌层前方、会阴部、右大阴唇皮下相通，腔隙连为一体，腔隙内有黄色米粥样物（奥美定）涌出，即用吸引器吸除，用大量无菌生理盐水灌洗隧道残腔，直至灌洗液清亮为止。灌洗的同时，术者经切口伸入食指，进一步探查会阴部皮下腔隙的范围及蒂部，发现腔隙向下一直通向右侧大阴唇下后方，腔隙内充满奥美定，奥美定刺激残腔，引起右侧大阴唇肿胀、会阴部肿胀的炎症反应。探查还发现会阴部、大阴唇皮下隧道间隙与下腹壁肌层前间隙、右腰背部皮下间隙、右乳腺后方间隙相通，互相之间连为一体（病人20余年前接受注射隆乳的奥美定，与周围组织长期作用，从乳房后游走到腹壁、腰背部、会阴部以及大阴唇后方引起各种并发症）。用无菌生理盐水灌洗干净贮存于会阴部及大阴唇下后方软组织间隙内的奥美定，切除局部增生、变性、坏死组织。然后放置一根18号硅胶引流管至右大阴唇后下方的皮下软组织残腔内，引流管另一端经会阴部皮下隧道从右腹股沟切口外下方皮肤另戳孔引出皮外，接负压瓶。逐层缝合右腹股沟区切口。

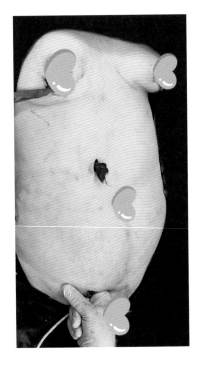

图 5 - 112　手术经右腹股沟区切口，清除会阴部及下腹部皮下软组织内奥美定

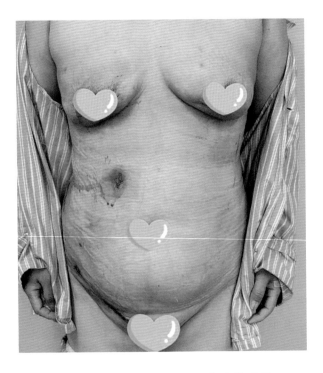

图 5 - 113　病人手术后，出院前照片

2. 手术难点

（1）双乳内注射材料广泛游离至前胸壁、腹壁、右侧腰背部、会阴部。

（2）游离到会阴部的注射材料，在软组织内广泛分布，形成蜂窝状腔隙，用单纯的手术方法难以去除干净。

（3）手术中，将冲洗管经右腹股沟切口放入会阴部及大阴唇周围皮下软组织奥美定形成的蜂窝状腔隙内，用大量无菌生理盐水反复冲洗。术者用手指打开部分间隔，力求将会阴部软组织腔隙内存留的注射材料冲洗干净。

（4）手术切口的选择也非常重要，既要清除注射材料及病变组织，又要符合美容要求。会阴部的手术切口选择在会阴部最为理想，但是，因为考虑到这会影响病人的生活及美容，所以没有选择在会阴部开切口，而选择在腹股沟开切口，比较隐蔽，既不影响美观，又可以达到完全取出会阴部软组织内注射材料的目的。

第十五节 一种新型注射材料 "捷克水分子" 对乳房的危害

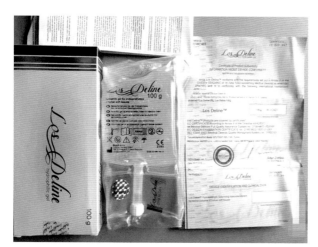
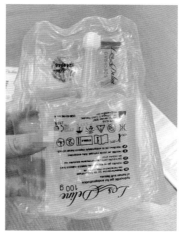

图 5-114 病人提供的注射材料照片

捷克水分子丰胸针，是一款注射型丰体凝胶，专为丰胸、丰臀、调整身体轮廓曲线以及不对称矫正等轮廓手术而设计。

一、病例介绍

病人：女，24 岁。

主诉：注射材料丰双乳术后 1 月余双乳红肿疼痛难忍。

病人于 2022 年 8 月在某美容院行注射材料丰双乳术（据说是新型进口注射隆胸材料），双侧乳房各注射 90mL 材料，术后双侧乳房形态饱满，皮肤未见明显异常，注射后疼痛持续约 5 日，未作特殊处理。2 周前，病人双侧乳房再次出现疼痛，并伴有注射材料向下方移位，初时疼痛较轻，患者未作特殊处理，后因疼痛持续加重，且出现皮肤发红、肿胀、皮温增高，后继出现胸闷、气促、双臂活动受限等症状，遂于 1 周前返回美容院就诊，予以"左氧氟沙星"静注 4 天，症状无缓解，病人随至当地医院就诊，予以"头孢"（具体不详）静滴 2 天，疼痛较前稍缓解，胸闷、气促症状消失，手臂活动度较前增大，但其余症状仍存在。现病人为求进一步诊治来我院就诊，要求取出双乳注射材料及行双乳肿块切除术。

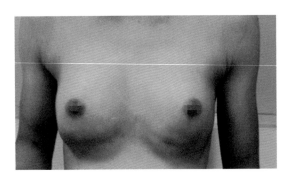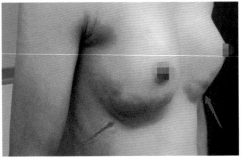

图 5 - 115　病人手术前双乳状况

二、入院后查体

双侧乳房基本对称，形态饱满，皮肤无破损，乳头无溢乳、溢液，双侧乳房下象限皮肤局部红肿，红肿部位可触及波动感，乳房可触及肿块，质硬，触痛明显，皮温升高，乳房张力大；双侧腋窝淋巴结肿大。

三、辅助检查

（1）血常规检查结果：白细胞数目（WBC）为 $22.63 \times 10^9/L$，中性粒细胞百分比（Neus%）为 90.6%，血红蛋白（HGB）为 102g/L。

（2）乳房彩超检查结果：双侧乳腺结构紊乱；双侧乳腺后方混合性病灶，考虑为注射材料（部分移位，情况如上述），乳腺 BI-RADS 分级为 Ⅱ级。双侧腋窝触及肿大淋巴结。

（3）胸部 CT 检查结果：双乳充满注射材料；双侧假体植入术后改变；胸部 CT 平扫未见明显异常。

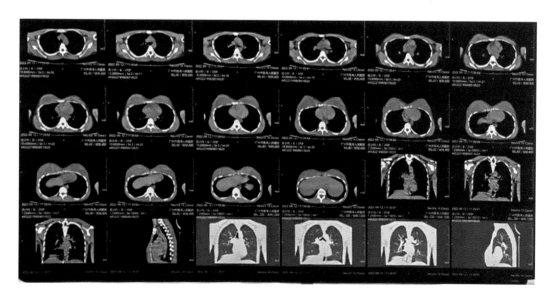

图 5-116　病人术前胸部 CT 检查

（4）心电图检查结果：窦性心动过速；P－R缩短。

（5）子宫附件泌尿系彩超检查结果：盆腔积液；子宫、附件未见异常：双肾、膀胱、输尿管未见明显异常。

术前诊断：

（1）乳房脓肿；

（2）乳房假体和植入物术后机械性并发症。

四 、 病例讨论及其结果

根据本病例的特点，双乳注射隆胸术后一月，双乳形成急性感染脓肿，病人血常规提示，白细胞数目（WBC）为 $22.63 \times 10^9/L$ ，明显高于正常，说明病人双侧乳腺感染严重，需要及时引流手术。

本病例与常见的奥美定注射隆胸的病情不同，奥美定隆胸后是缓慢的发病过程，有的长达二三十年，而本病例是急性发病，感染严重，说明病人双侧乳房内注射物不是奥美定，而是其他的新型隆胸材料，合并感染。

本病例的手术方法与既往的手术方法不同，要根据具体情况来决定具体手术方法。手术前必须与病人及其家属讲明病情的严重性和复杂性，以及手术后可能出现伤口不愈、感染扩散等并发症。

五、手术主要步骤

（1）病人在气管插管全麻下，仰卧位于手术台上，常规碘伏消毒胸部皮肤后，胸部铺无菌隔离巾。

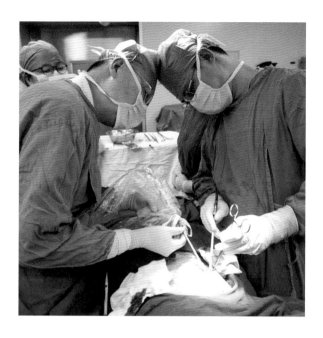

图 5 – 117　手术进行中

（2）手术先在左乳下皱襞红肿最严重处弧形切开皮肤约 5cm 长，切开皮肤皮下后分离乳腺组织，见有乳白色脓液及注射物从切口内喷出，即刻用吸引器吸出，量约 500mL。吸出注射材料后，见左乳内有凹凸不平的巨大脓腔壁，广泛渗血，没有形成完整的包膜壁，残腔位于乳房后间隙，部分胸大肌已被破坏，残腔创面广泛渗血，部分乳腺组织也被破坏，反复用无菌生理盐水冲洗乳房后间隙，彻底止血。在乳房后

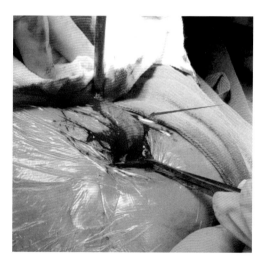

图 5 – 118　术中吸除乳房内新型注射材料以及脓液

间隙内放置 20 号硅胶引流管 2 条，一条引流管一端经右乳外下方皮肤另戳孔引出，另一条引流管一端从左乳下皱襞处弧形切开皮肤引出，外接负压瓶，缝合皮肤切口。

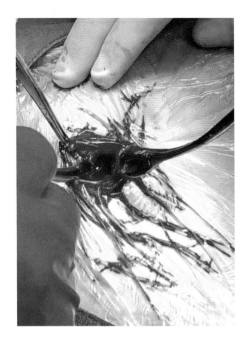

图 5 - 119　手术进行中，大量的
注射材料形成"池"

（3）更换手术器械后，行右乳手术。右乳手术沿术前设计的约 6cm 长右乳下皱襞弧形切口，切开皮肤、皮下组织后，见右乳房后间隙有乳白色脓液及注射物从切口内喷出，即刻用吸引器吸出，量约 500mL。吸出注射材料后，见左乳内有凹凸不平的巨大脓腔壁，广泛渗血，没有形成完整的包膜壁，残腔位于乳房后间隙，部分胸大肌已被破坏，部分乳腺组织也被破坏，反复用无菌生理盐水冲洗乳房后间隙，彻底止血。乳房后间隙内放置 20 号硅胶引流管 2 条，一条引流管一端经右乳外下方皮肤另戳孔引出，另一条引流管一端从右乳下皱襞弧形切开皮肤引出，外接负压瓶，缝合皮肤切口。

吸除注射材料后，见有大量的鲜血涌出，没有明确的包膜形成，此点与奥美定明显不同。

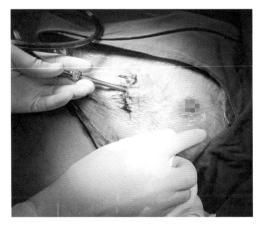

图 5 - 120　手术中乳腺下皱襞伤
口放置引流管

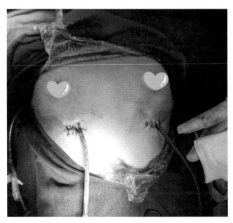

图 5 - 121　手术后双侧乳房下
皱襞切口及双乳外侧放置引流管

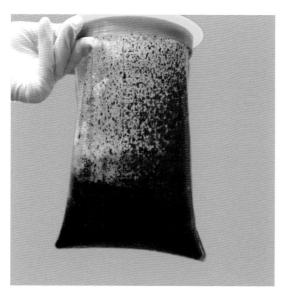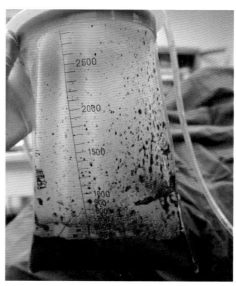

图 5 - 122 从双侧乳房内取出的新型注射材料

手术切除的病变组织送病理，脓液送细菌培养加药敏。

广州市 ▇▇▇ 医院检验报告单						
姓名：	性别：女	年龄：24岁		试验号：		报告时间：2022.09.17 16:00:11
部门：美容科	床号：01	病历号：11		申请医生：鲁培荣		报告医生：伍世纲
鉴定结果	无细菌生长				葡萄糖	
编号	抗生素名称	最小抑菌浓度	K-B法（直径mm）		敏感度	抑菌范围

图 5 - 123 双乳脓液细菌培养结果

双乳脓液细菌培养结果：无细菌生长。

术后诊断：

（1）双乳脓肿；

（2）双乳注射材料隆乳术后并发症。

术后病理诊断结果：1 - 2.（双乳增生物）送检肌肉及炎性肉芽组织，见较多异物巨细胞反应，部分组织坏死。

临床诊断：
  1.乳房脓肿 2.乳房假体和
植入物的机械性并发症

大体所见： 1.（左乳增生物）送检2cm×1cm暗灰组织一块及2.5cm×1.5cm×1.5cm暗红血凝块一块。
2.（右乳增生物）送检直径5cm暗灰组织一块及直径3cm灰黄稍透明烂棉絮样物
质一堆。

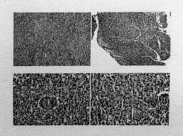

病理诊断：
  1-2.（双乳增生物）送检肌肉及炎性肉芽组织，见较多异物巨细胞反应，部分组织坏
死。

图 5 - 124　术后病理诊断

六、经验总结

（1）本病例为双乳注射隆胸术后一月，合并严重感染，需要及时引流手术。消灭感染灶，防止感染继续扩散。

（2）病人术前感染严重，血常规白细胞数目（WBC）为 $22.63 \times 10^9/L$，明显高于正常。

（3）本病例与常见的奥美定注射隆胸的病情不同，奥美定隆胸以后是缓慢的发病过程，有的长达二三十年。本病例是急性发病，感染严重，说明病人双侧乳房内注射物不是奥美定，而是其他的新型隆胸材料，合并感染，手术方法也有不同。

不同之处在于：

①手术切口的选择必须在乳腺脓肿的最低位，才能保证引流通畅，与既

往的乳晕切口不同。

②术中发现病人双乳内注射材料不是奥美定，而是一种新型的隆乳材料，其腐蚀性和破坏性更加大，导致双侧乳房后间隙及胸大肌广泛破坏，呈急性炎症反应，形成巨大的脓腔；注射物与脓液混合在一起，形成炼乳般流体状内容物，造成周围组织广泛渗血，手术风险较大。

（4）术中双乳脓液的术后细菌培养结果：无细菌生长。说明新型乳房注射隆胸材料对组织的毒害和腐蚀性更大，该材料注入乳房后引起周围组织液化、坏死，导致无菌性炎症，形成脓肿。

（5）建议相关部门加强管理非法流入美容市场的隆乳材料，严格整治黑医美市场。

（6）提醒广大爱美女性，在接受隆乳手术前一定要清楚隆乳材料的真伪、合法性，防止这些非法注射物注入身体后引起严重不良后果发生。

第六章　取双乳注射材料手术中大出血休克病人的救治

一、病例介绍

病人：女，40 岁，已婚。

病人为了追求双乳丰满，在当地的美容院行了双乳注射材料（奥美定）丰乳术。术后可触及乳房内肿块逐渐增多，伴有疼痛不适，严重影响病人的身心健康。病人四处求医，于 2016 年 9 月 5 日来到笔者所在的医院寻求救治，要求取出双乳内注射材料。

二、入院后查体

病人双侧乳房不对称，右侧乳房略大于左侧，双侧乳房可触及大小不等的肿物及结节，并有异物感。双乳皮肤未见红肿，未见橘皮样变，双侧乳头、乳晕未见异常，双侧腋下未触及肿大淋巴结。

三、辅助检查

（1）乳腺彩超检查结果：双乳假体回声；双乳内见多个不规则无回声区；右乳低回声结节，BI－RADS 分类为 3 类。

（2）心电图结果显示：胸片结果正常。

（3）化验结果显示：三大常规、肝肾功能、出凝血正常。

诊断：双乳注射材料丰乳术后，病人要求取出双乳内的注射材料（奥美定）。因为当时的整形美容科还没有与乳腺外科紧密协作，所以制订的治疗方案为手术取出双乳内注射材料。

四、手术主要步骤

（1）病人在静脉全麻下，仰卧位于手术台上，双上肢外展90°，常规用碘伏消毒胸部皮肤，铺无菌隔离巾。

（2）在双侧乳晕下做一约3cm长弧形切口。手术先从左乳开始，经左乳晕下切口切开皮肤、皮下、乳腺组织，到达乳房后间隙，见有白色包膜组织。切开包膜后，见有大量黄色米糊状物溢出，立即用吸引器吸除，量约200mL。然后用无菌生理盐水清洗囊腔，直至冲洗液清亮，沿包膜外分离，解剖切除包膜及左乳肿物。彻底止血后，放置引流管，逐层缝合切口。

（3）从右侧乳晕下切口，切开皮肤、皮下、乳腺组织，到达乳房后间隙，见到白色包膜组织。切开包膜后，见包膜腔内充满着黄色米糊状物——奥美定，即用吸引器吸除，量约250mL。用大量无菌生理盐水清洗囊腔，继续沿着囊腔包膜外解剖、分离、切除包膜组织。由于注射材料（奥美定）的长期刺激，形成的包膜囊壁组织厚薄不均，毗邻包膜的乳腺组织及肌层组织遭到严重破坏，炎症、增生、机化的肉芽组织形成肿块相互融合在一起，相互粘连，导致解剖层次不清。因局部血管丰富，手术在分离、解剖、切除靠近胸大肌内侧近3、4肋软骨表面的包膜组织时，血管突然破裂，导致出血不止，血如泉涌，术者即刻给予压迫止血、钳夹止血，但由于局部组织的水肿、松脆，出血部位显示不清，钳夹止血方法无效，缝合止血方法亦无效。由于出血部位血管回缩，创面出血不止，病人的血压下降，心率加快，面色苍白，情况非常危急。如果不能尽快止血，病人很可能会在手术台上因失血休克而死亡。

（4）面对病人出现的这种危急情况，紧急呼叫胸外科、乳腺外科的专家前来抢救病人。检查病人右乳伤口，见病人右乳晕切口不停出血，鲜血从手术台流到了地上，却无法找到具体的出血点，而病人血压继续下降，面色苍白，呼吸较弱。面对这样的危急情况，先用大量无菌凡士林纱块和无菌纱布压迫出血创面以止血，在气管插管全麻下，紧急配血输血，做好开胸止血手术准备。待病人病情稍微稳定一些时，扩大右乳晕切口，仔细寻找出血的具体部位。最后发现病人出血部位在右侧第三肋间、胸肋关节交界处，内乳动脉及肋间动脉出血，血管回缩至肋间狭小部位，不断有鲜血涌出，从外面无法止血，只能先压迫出血部位。

（5）尽快开胸止血。手术经第三前肋间前外侧切口开胸，用撑开器撑开肋间后，显露出血部位为第三肋间动脉及与其相连的内乳动脉。先压迫止血，随后缝合出血的第三肋间动脉及内乳动脉。彻底止血后，在胸腔放置引流管，逐层缝合切口，敷料包扎。

（6）手术结束，病人生命体征逐渐恢复平稳后，拔除气管插管，送其返回病房。术后病人恢复顺利，随访至今，未发现异常。

五、经验总结

（1）这样惊险的场面，在整形美容科是极其少见的，但是少见并不等于不发生。特别需要指出的是，这样惊险的场面发生之前需要有预案。一旦发生这种情况，就会有思想准备，不会惊慌失措。

（2）整形美容手术是高风险的手术，一定要在条件较好、设备齐全的手术室实施手术。在小手术室实施双侧乳房内取注射材料手术是相当危险的。因为病人的病情各异，手术复杂程度及难度很难在手术之前都掌握得非常准确。术者在手术前、手术中千万不能疏忽大意。本例病人术中大出血就是因为术前对病人的病情判断不到位，而且对术中遇到大出血的惊险场面毫无思想准备，导致惊慌失措，险些惹出大祸。

（3）双侧乳房内注射材料取出术中大出血休克病人的救治实例充分说明了双乳房注射材料取出术并不是一种简单手术，而是一种充满风险和挑战的手术，术者不仅要具备整形美容专业的良好素质，还要具备其他相关专业技能，才能及时且有条不紊地应对和处理手术中出现的各种复杂意外情况，让病人转危为安，化险为夷。接受双乳房注射材料丰乳的病人，其个体差异、注射材料不同、注射剂量不同、注射时间不同、注射材料长期作用于不同的病人体内产生不同的复杂变化，导致每个病人手术中所遇到的情况复杂多变，增加了手术难度和风险，因此告诫每个从病人体内取出注射材料的术者，要充分认识到从病人体内取出注射材料的手术并非一种简单手术，切勿大意。

第七章　微创技术在取双乳注射材料疑难病例手术中的应用

　　微创技术是当今外科领域发展的总趋势，因其对病人造成的创伤小、病人术后恢复快等优点而不断发展。我们也已将此项技术应用于取出双乳内注射材料（奥美定）疑难病例手术中，并且取得了较好的效果。为了说清楚为什么要在腔镜辅助下进行微创乳房及其他部位注射材料（奥美定）取出术，首先要讲清楚注射材料（奥美定）是什么，对人体造成了哪些伤害。

　　奥美定，又称英捷尔法勒，化学名称为医用聚丙烯酰胺水凝胶，是无色、透明的胶冻样物质，由 95% ~ 97.5% 的水分和 2.5% ~ 5% 具有亲水性和生物相溶性的交联聚丙烯酰胺组成。

　　自从 1997 年从乌克兰英捷尔法勒公司引入中国后，奥美定曾被大量用于各种类型的软组织填充，特别是应用于注射隆乳术中。当时，因为利益驱使，奥美定曾在国内广泛应用，但用其注射隆乳的患者出现了诸多并发症，如乳房内出现硬结，注射物从乳房移位到身体的其他部位，造成创伤性、无菌性炎症，乳腺脓肿，胸大肌炎，甚至诱发乳腺癌。

　　2006 年 4 月 30 日，国家食品药品监督管理局决定撤销聚丙烯酰胺水凝胶医疗器械注册证，全面停止生产、销售和使用聚丙烯酰胺水凝胶。

　　从 1997 年至 2006 年，据不完全统计，国内约有 100 万人接受了奥美定注射"美容"手术。手术部位有头面部、胸部（乳房）、腹部、臀部、会阴部及四肢。随着时间的流逝，许多曾接受了注射奥美定"美容"的人士，亲身体验了奥美定在自己身体内发酵引起的各种不良后果，不但没有起到"美容"的效果，还毁了容。

为了消除体内奥美定所引起的各种后患和严重的并发症，这些曾经接受过奥美定注射的爱美人士们，又想方设法通过各种途径不惜一切代价要求手术取出注射入体内的奥美定，同时又要解决因奥美定在自己身体内长期潴留而引起的各种并发症，特别是乳房的各种并发症，如乳腺肿块、囊肿、脓肿、肿瘤等。

一、常用的手术方法

（1）病人在静脉麻醉下，在乳晕下做切口，行双乳房内注射材料取出术。主要适用于双乳内注射材料较少、局限、没有并发症的病人。

（2）病人在静脉麻醉下，在乳晕下做切口，行双乳房内注射材料取出术＋包膜切除术。主要适用于双乳内注射材料较多而且形成较厚包膜的病人。

（3）病人在气管插管全麻下，行双乳注射材料取出术＋乳腺肿块切除术。主要适用于乳房内有多发肿块，且肿块性质不明的病人。首先需要切除乳房内的肿块，送术中病理诊断，以明确诊断，为及时行乳腺癌根治性手术或行保乳手术提供依据。

（4）如果病人术前有保乳要求，则病人在气管插管全麻下，行双乳注射材料取出术＋乳腺肿块切除术。术中做病理诊断，以明确诊断。若为乳腺癌，则根据肿瘤分期，对于合并早期乳腺癌病人实施保乳手术或肌瓣转移乳房重建术。

二、腔镜辅助下的取出双乳内注射材料疑难病例手术适应证

（1）腔镜辅助下的双乳内注射材料（奥美定）取出术主要适用于疑难病例，如注射材料从乳房游走到颈部、锁骨上窝、腰背部及腹部。这些广泛游走到乳房以外组织间隙内的注射材料都需要取出，在腔镜的辅助下，可减少手术创伤，以小切口完成手术。腔镜的辅助使视野清晰，避免手术的盲目性，减少误伤。

（2）腔镜辅助下的双乳内注射材料（奥美定）取出术的手术方法：首先在术前必须要明确注射材料游离到乳房以外的具体位置、范围、深度以及与周围组织的解剖关系。术前的彩超或核磁共振检查、定位非常重要。根据定位确定注射材料的具体部位，确定在腔镜辅助下注射材料取出术的具体方法和切口选择的位置。凡遇到注射材料游离到乳房以外其他部位的病例，用常规手术方法取出注射材料有困难或手术创口大时，可选用腔镜辅助下的注射材料取出术。例如在前文讲述过的注射材料游离到左右颈部及锁骨上窝及背部的案例，我们在腔镜辅助下顺利完成了手术。

三、微创手术取出注射材料的方法和流程

我们在用常规手术方法取出双侧乳房注射材料（奥美定）的基础上，经过大量手术实践，不断探索、研究、总结，开创使用了腔镜辅助下微创乳房注射材料（奥美定）取出方法。

腔镜辅助下微创乳房注射材料（奥美定）取出术的主要优点是：手术切口小，在腔镜照明辅助下可直视操作，手术安全、可靠，提高了注射材料取出率，并能取出全部包膜囊壁组织，切除乳房内的其他病灶，具有较高的实用价值。目前已形成了一套腔镜辅助下微创手术取出注射材料（奥美定）的方法和流程：

（1）病人采用全身麻醉。

（2）选择乳晕下小切口（2cm～3cm）进入乳房后间隙，将淡黄色米糊、暗红色血水样、脓样的注射材料吸除后，用无菌生理盐水冲洗干净残腔。然后再在患侧乳房外侧皮肤或距残腔壁最近的部位做一个约1cm长的皮肤切口，经此切口将腔镜置入残腔内或残腔囊壁外，以探查囊腔。在腔镜照明的辅助指引下，术者经乳晕下切口放入相应的手术器械直视操作，切除奥美定形成的囊壁组织、病变组织，止血。随后经腔镜的皮肤切口放入一条引流管至残腔内，最后用大量无菌生理盐水冲洗乳房后间隙的残腔。彻底止血后，缝合乳晕下的小切口。

用传统的手术方法取双乳房内注射材料（奥美定）时，多采用乳晕旁切口手术，术中的许多操作均不能在直视下进行。为了清除干净奥美定，术者通常使用挤压、揉按的方法，将手术器械伸入囊腔内进行盲目搔刮。这样的方法虽然简单，但手术操作大都是盲目进行的，一旦遇到术中大出血，将难以准确止血，可能会引起严重不良后果。

（3）确定腔镜的具体放置位置，以在腔镜照明指引下能清晰地实施手术为准。将腔镜置入注射材料取出后的腔隙内，从腔内观察病变组织的变化。如果注射材料取出后的腔隙不能置入腔镜，则需要根据要取出的注射材料的具体位置，做一个直径约5cm的皮下隧道通向注射材料的位置，在腔镜照明下使用手术器械完成手术。

乳房内注射材料（奥美定）取出术并不是一种简单的小手术，而是一种非常复杂的大手术。笔者的手术经验体会是：通过一次手术要解决以下五类问题：①尽量取干净乳房内的注射材料（奥美定）；②尽量取干净注射材料（奥美定）长期刺激所形成的包膜囊壁组织；③切除乳房内的肿块并明确其病理诊断；④清除乳房内的感染、坏死组织；⑤对于同时合并有乳腺癌的病人，应根据癌的大小、分期做相应的手术，包括乳腺癌的根治性手术，术中应特别遵守无瘤技术原则。

由此可见，双乳房内注射材料取出术并非简单小手术。有一部分接受过双乳注射材料后发生了各种乳房并发症的病人，由于对奥美定缺乏认识，认为当初注射奥美定就是在一些无资质的私人诊所或私人医生那里注射的，仍有许多人执迷不悟，轻信广告、电视和一些不法营业商家的宣传，到这些医疗美容部门或诊所接受乳房内注射材料（奥美定）取出术。结果乳房内的注射材料（奥美定）只取出了一部分，没有取出包膜囊，也没有处理乳房内的病灶，后患无穷，导致了第二次、第三次的乳房手术，手术的难度更大，效果更差。

注射奥美定隆乳已经给病人的身体、心理造成了巨大伤害。可在正规医院的乳腺外科和整形美容科密切协作的条件下，用常规大切口的手术方法取出双乳房内的注射材料（奥美定），以及奥美定刺激下形成的包膜囊壁、乳房内的病变组织，甚至肿瘤。但是，由于手术切口大，创伤也大，给病人的乳房留下的疤痕也大，这种疤痕会给病人的身体和心理造成第二次永久性创伤。为了尽量减少给病人造成第二次创伤，我们在用常规手术方法取出双侧乳房注射材料（奥美定）的基础上，通过大量手术，在实践中不断探索、研究、总结，开创了腔镜辅助下微创乳房注射材料取出方法。手术的创伤明显减少。

四、腔镜辅助下微创手术取注射材料的术前准备及注意事项

（1）术前全面评估病人，所有病人需做详细体检。

（2）术前病人均需做彩超检查，对病情复杂的病人还需做 MR 和 CT 检查，以充分了解注射材料的量、分布范围及层次，肿块的部位、大小、性质等。大多数病人体内的注射材料分布在乳腺后间隙，也有分布在乳腺内、胸大肌内，有的病人体内的注射材料从乳房游走到腋窝、锁骨上窝、颈部、胸背部、会阴部等。

（3）根据全面检查结果，对病人体内注射材料的具体位置、范围，在病人的体表做好标记。

（4）准备好腔镜辅助下使用的各种手术器械。

五、腔镜辅助下微创乳房及其他部位注射材料取出术

采用腔镜辅助下乳房及其他部位注射材料取出术的主要优点是：手术切口小（3cm以内）；手术可在明视下进行，视野清楚；异物定位清晰，操作精细；注射物残留少；创伤小，美容效果好。

虽然现在奥美定已经被禁止使用16年了，但在16年前接受了奥美定注射隆乳的病人还有很多，而且奥美定在乳房或身体其他部位潴留的时间越长，引起的并发症就越复杂，处理起来就越艰难，风险也越大。对这类病人，掌握、使用好腔镜辅助下微创乳房及其他部位注射材料取出术是一种行之有效的好方法。

第八章 乳腺癌及其外科治疗进展

一、乳腺癌基础知识

说到乳腺癌，我们首先要知道乳房的构造以及解剖生理知识。乳房是由皮肤、纤维组织、脂肪组织和腺体构成的（见图 8-1）。

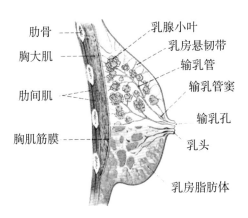

肋骨

胸大肌

肋间肌

胸肌筋膜

乳腺小叶

乳房悬韧带

输乳管

输乳管窦

输乳孔

乳头

乳房脂肪体

图 8-1 乳房的结构图

乳腺被结缔组织分为 15~20 个乳腺小叶，每个乳腺小叶与输乳管以乳头为中心呈放射状排列，而乳腺小叶作为乳腺的基本单位，每个都由输乳管和腺泡组成。

血管和淋巴结也遍布整个乳房，血液滋养乳房的细胞，淋巴系统有助于排除身体的废物。淋巴管与淋巴结相连，淋巴结是微笑的豆形器官，有重要的防御作用。

（一）乳腺癌的基本概述

当乳房中的健康细胞受到了各种因素的影响后，健康细胞发生变化，不受控制地生长，形成成为肿瘤的细胞团或细胞片时，肿瘤就开始了。肿瘤可以是恶性的，也可以是良性的。

乳腺癌是恶性肿瘤之一，其特点是可以生长并扩散到身体的其他部位。乳腺良性肿瘤只是在局部生长但不扩散。

当乳腺癌细胞通过血管或淋巴管扩散到身体的其他部位时，成为乳腺癌转移。尽管乳腺癌较为常见地扩散到附近的淋巴结，但它可以通过血运进一步扩散到骨头、肺、肝、脑等，被称为专业性或Ⅲ期乳腺癌。

如果在结束治疗后，乳腺癌出现复发或局部复发，意味着其在乳腺局部或淋巴结中复发。局部淋巴结指的是乳房附近的淋巴结，例如腋下的淋巴结。在身体其他部位的复发称为远处复发或转移性复发。

（二）乳腺癌的类型

乳腺癌可以分为浸润性和非浸润性两种。浸润性乳腺癌是扩散到周围组织的癌症；非浸润性乳腺癌不会超出乳腺导管或小叶。大多数乳腺癌始于导管或小叶，被称为导管癌或小叶癌。

1. 比较常见的乳腺癌类型

（1）导管癌：是指始于乳腺导管内皮细胞的乳腺癌，构成了大多数乳腺癌。

（2）导管原位癌（DCIS）：是指仅限于乳腺导管内的乳腺癌。

（3）浸润性导管癌：是指已经扩散到乳腺导管外的乳腺癌。

（4）浸润性小叶癌：是指从乳腺小叶开始的乳腺癌。

正常乳腺解剖

A：导管

B：小叶

C：输乳管

D：乳头

E：脂肪

F：胸大肌

G：胸壁、肋骨

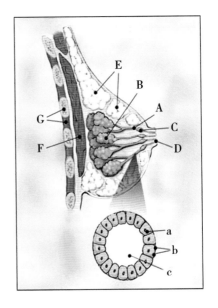

a：正常导管上皮细胞

b：基底膜

c：导管腔

导管原位癌乳腺解剖

A：导管

B：小叶

C：输乳管窦

D：乳头

E：脂肪

F：胸大肌

G：胸壁、肋骨

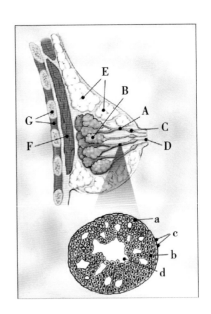

a：正常导管细胞

b：导管癌细胞

c：基底膜

d：导管腔

乳腺小叶癌乳腺解剖

A：乳腺管

B：小叶

C：乳窦

D：乳头

E：脂肪

F：胸大肌

G：胸壁

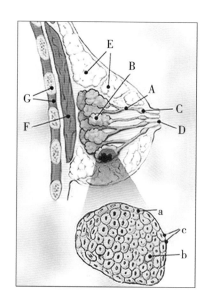

a：正常细胞

b：基膜

c：冲破基膜的癌症细胞

2. 比较不常见的乳腺癌类型

（1）髓样癌。

（2）黏液性癌。

（3）骨状腺癌。

（4）化生性癌。

（5）乳头状癌。

（6）炎性乳腺癌：是指一种增长较快的乳腺癌，约占乳腺癌的 1% ~5% 。

（7）佩吉特氏病：是指一种始于乳头导管的乳腺癌，尽管通常在原位，但它也可以是浸润性癌。

3. 乳腺癌亚型

乳腺癌有 3 种主要的亚型，可以通过对肿瘤样本进行特定的检查来确定，如免疫组化、分子生物学检测等。

（1）激素受体阳性乳腺癌：雌激素受体（ER）或孕激素受体（PR）。表达阳性的乳腺癌。

60%至75%的乳腺癌具有雌激素受体或孕激素受体阳性，没有这些受体的乳腺癌称为"激素受体阴性"乳腺癌 。

（2）HER2（表皮生长因子受体）阳性乳腺癌。

有10%至20%的乳腺癌依赖于人体表皮生长因子受体2（HER2）的基因生长，这种类型的乳腺癌称为"HER2阳性"乳腺癌。具有许多HER2基因拷贝的蛋白或高水平的HER2蛋白会成为受体。

HER2阳性乳腺癌的生长很快，它们可以是激素受体阳性或激素受体阴性。没有HER2蛋白或很少拷贝HER2基因的乳腺癌成为"HER2阴性"乳腺癌。

（3）三阴性乳腺癌：PR、ER或HER2均不表达的乳腺癌，称为三阴性乳腺癌。

三阴性乳腺癌占浸润性乳腺癌的15%至20%，在青年女性中更常见，尤其是年轻的黑人女性和西班牙裔女性；在BRCA1或BRCA2基因突变的女性中也常见。

专家建议：对年龄在60岁以下的三阴性乳腺癌病人行BRCA基因突变测试。

二、乳腺癌的分期和分型

乳腺癌根据肿瘤的大小、淋巴结的转移情况和远处器官的转移情况分成四期。

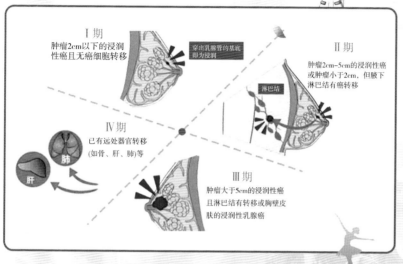

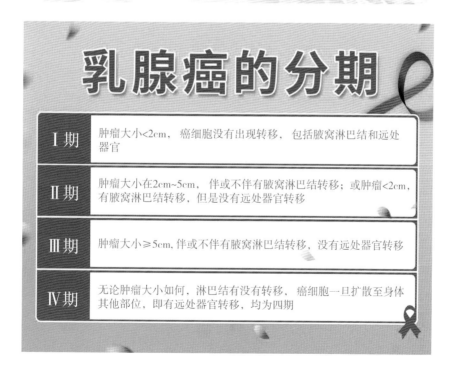

图 8 - 3　乳腺癌的分期

1. 乳腺癌的分期

乳腺癌在临床分期分为四期，各分期及治疗原则具体如下：

（1）一期乳腺癌：肿瘤直径小于2cm，没有淋巴结转移，没有远处器官转移。病人可以进行保留乳房的乳腺癌切除手术治疗，同时进行放疗和化疗。

（2）二期乳腺癌：肿瘤直径小于5cm，伴随有腋窝淋巴结转移。但是没有远处器官转移。患者可以进行全乳房切除手术治疗，同时进行放疗和化疗。

（3）三期乳腺癌：肿瘤直径大于5cm，侵犯胸壁组织，但是没有远处器官转移。病人可以进行乳腺癌改良根治手术治疗，切除整个乳房、胸小肌及其周围的淋巴结，同时进行放疗和化疗。

（4）四期乳腺癌：肿瘤有远处器官转移。患者此时一般不能耐受手术治疗，只能在医生的指导下使用曲妥珠单抗、帕妥珠单抗等抗肿瘤的靶向药物进行治疗，同时进行放疗和化疗。

乳腺癌根据乳腺癌激素受体做出分子分型，被分为3种类型。

2. 乳腺癌的分型及其特性

（1）激素受体阳性乳腺癌：女性有雌激素受体表达，因此患乳腺癌的多半是女性。亚洲女性患乳腺癌为雌激素受体阳性型占比接近70%，此类型的乳腺癌病人更为多见。

（2）HER2阳性乳腺癌：此类病人肿瘤的细胞表面会有HER2的蛋白表达，占比25%左右，HER2阳性的病人需采用多个抗HER2的靶向药物治疗。

（3）三阴性乳腺癌：HER2蛋白不表达，孕激素受体和雌激素受体均为阴性，其治疗手段主要是化疗。

三、老年乳腺癌诊治的理论基础与现状

对乳腺癌有三种不同的生物学假设：

（1）乳腺癌是一种局部病变，然后扩散和远处转移。

（2）乳腺癌从一开始就是一种全身性疾病，诊断之前已有远处转移。

（3）多数乳腺癌确诊时为局限性病变，若未获得有效治疗或治疗后复发，则可致全身转移，甚至致死。

对乳腺癌认识观点的不同，也对乳腺癌治疗的指导思想产生很大的影响。

（一）Willian Hastled 学说

在20世纪前半叶占据主要地位的观点认为：乳腺癌是局部病变，随着时间推移，原发部位的肿瘤细胞通过淋巴系统扩散转移至远隔部位。在这一思想的指导下，强调肿瘤局部治疗，主张对乳腺、病变、胸壁和区域淋巴结的根治性切除，对乳腺癌实施包括皮肤、全乳腺、腋窝淋巴结、胸大肌、胸小肌整块切除的乳腺癌根治术。

此后又实施了乳腺癌扩大根治术和乳内淋巴清除术，进而又有乳腺癌超根治术。针对乳腺癌局部病变的手术越做越大，但是仍未能解决乳腺癌复发和转移的问题，也没有提高总生存率。

在这一观点的指导下，笔者在40余年前，曾经与一位很有名的医生同台为一例乳腺癌病人做乳腺癌超根治术。手术进行了约8小时，手术创伤大，术中出血多，术中输血量达1 000mL。术后病人恢复慢，伤口延迟愈合，因为手术输血多，所以病人术后合并了丙型肝炎，无法治愈，几年后，病人死于丙型肝炎并发症。这一真实的病例给笔者留下了非常深刻的印象，终生难忘。如果用现在的观点来看：当时这个病人的手术方法无疑是错误的。

（二）Bernard Fisher 学说

20世纪后半叶开始，人们认为乳腺癌是一种全身性疾病，可分为两个亚型。一种类型是：肿瘤具有远处转移能力；另一种类型是：肿瘤不具备远处转移能力。

根据这一观点，提出具有远处转移能力的乳腺癌在被诊断出来时已经出现远处转移。也就是说，患乳腺癌的女性病人中，有的即使其局部原发灶通过积极手术得到了很好的控制，但远处转移仍然会出现。因为病人的生存期受到远处转移性病变的影响，所以认为具有远处转移能力的乳腺癌，即便再提高局部控制的方法（主要是手术），也对病人的生存率几乎没有影响。Fisher 学说强调了有效的全身治疗在乳腺癌治疗中的重要性。

（三）"一种异质性疾病"

综合以上两种相互对立的观点，提出乳腺癌是"一种异质性疾病"，它有各种演变倾向性，可以在整个病程中都是局限性疾病，也可以被发现时就是全身性疾病。如何在乳腺癌病人中区别是前者，还是后者，尚未有可靠的方法。

根据临床经验以及各种研究结果综合分析，我们认为：对所有乳腺癌病人而言，乳腺癌是一种全身性疾病学说缺乏有力证据；相反，却有许多随机临床试验证据提示：乳腺癌局部控制与患者总体生存情况相关。

一项早期乳腺癌协作组（EBCTCG）的研究，对 78 项评价手术范围和放疗使用情况的随机临床试验结果进行分析，其结论是改善局部控制率，能使乳腺癌病人 15 年存活率和总体生存率得到显著提高。局部控制的重要性不容置疑。

四、老年乳腺癌治疗方法的选择

中国正进入老龄化社会，60 岁以上的老年人已超过总人口的 10%，65 岁以上的老年人已经超过 7%。随着老年人口的增加，人们期望寿命延长的欲望增强。老年人在不同年龄段，如 60—69 岁、70—79 岁、80—89 岁、90 岁以上，身体衰老程度有明显区别，在决定治疗方案时，应综合考虑。老年人有实际年龄和生理年龄的区别，以及健康老人和患有各种基础疾病的老年人的区别，在决定老年乳腺癌病人采用哪种治疗方法，特别是外科手术治疗和全身治疗时，应该全面评估。

需要强调乳腺癌局部控制的重要性，乳腺癌的外科手术治疗是肿瘤局部控制的最主要治疗手段。我们的临床经验也充分证明：对于老年乳腺癌病人应全面评估，年龄不是外科手术治疗的禁忌证，关键在于对同时患有各种基础疾病的老年人进行全面综合分析、评估，选择适当的手术方法和麻醉方法。

外科手术治疗的目的是根除局部肿瘤及邻近组织内的肿瘤组织。虽然乳腺癌的外科手术治疗经历了由局部切除→根治切除→扩大根治切除→超根治切除的过程，但临床实践研究证明：对于已有局部广泛扩散的乳腺癌病人，再广泛地扩大切除也是无益的，反而增加了手术的并发症和病死率，对延长生存期无益。

乳腺癌的治疗经历了几代人的探索和研究，取得了长足的进展。Fisher等提出乳腺癌是全身性疾病的概念：早期乳腺癌保乳手术加放疗可以获得与全乳房切除同样的效果。保乳手术自 20 世纪 80 年代开始，已成为早期乳腺癌外科手术治疗的首选术式。

我们在多年的临床实践中发现：在乳腺癌的诊治过程中，除了重视病理分期、生物学特性不同之外，还应考虑乳腺癌病人年龄之间的差异，老年人特别是高龄老人患乳腺癌与年轻病人是有差异的。老年人细胞代谢减慢，激素代谢减缓，乳腺癌的生长也延缓，肿瘤生长速度和转移速度也延缓，这就是我们对已经是局部晚期、生命垂危的老年乳腺癌病人采用了适当的手术方法，成功地切除了肿瘤后，她还能存活 9 年的原因之一。

我们的经验是：对于老年人特别是高龄老人（年龄超过了 100 岁的老人）的乳腺癌治疗方法的选择，既要按局部病变的大小、范围、部位、分期，还要根据病人的全身情况，包括器官疾病、器官功能、生活能否自理、有无认知障碍等多方面综合分析、评估、决策。对不同的老年乳腺癌病人制订切实可行、安全、可靠的治疗方案，年龄不能作为老年乳腺癌病人手术治疗的禁忌证。

老年乳腺癌病人，包括局部晚期病人，只要没有发生远处广泛转移、全身情况许可、病人及其家属有手术治疗的要求和愿望，就应以采取积极的手术治疗为宜。手术方式选择以全乳房切除、扩大的局部病灶切除和乳腺癌改良根治手术为主。

五、当今乳腺癌治疗中常用的几种手术方法及其适应证、禁忌证

（一）乳腺癌改良根治术

乳腺癌的特点是多中心性，乳腺癌的病灶越大，多中心发生率越高，乳腺癌分期越晚，腋窝淋巴结转移率越高，小于 1cm 的乳腺内原发癌灶的淋巴结转移率越低。

1. 手术适应证

（1）Ⅰ、Ⅱ期乳腺癌，老年人全身器官功能评估能耐受麻醉和手术。

（2）无远处转移（肝、肺、骨骼等）。

改良根治术的术式有两种：一种是保留胸大肌，切除胸小肌；另一种是保留胸大肌、胸小肌。

在腋窝淋巴结有转移的情况下，若保留胸小肌，则锁骨下区、胸大小肌之间的淋巴结难以清除，胸小肌内侧缘的腋窝上淋巴结亦难以被清除。手术前、手术中应根据病人的具体情况选择这两种手术方式。

2. 手术禁忌证

（1）有器官功能不全的老年病人，或伴有重要脏器疾病经有效治疗或调整后仍无改善者。

（2）乳腺癌已与胸壁广泛粘连固定者。

（二）乳腺癌根治术

切除范围包括：完整的乳腺、胸大肌、胸小肌及全腋窝。

（三）全乳切除术

1. 手术适应证

（1）乳腺原位癌，包括乳腺导管癌和乳腺小叶癌。

（2）多种影像学检查未发现腋窝淋巴结转移；保乳术后局部复发；巨大乳腺癌已有远处转移。全乳切除术作为姑息性手段，能预防肿瘤破溃后保乳造成的痛苦。

（3）手术切除全部乳腺组织，包括肿瘤部位的皮肤及皮下组织。

（4）老年人乳腺多有萎缩，对美容的要求没有年轻女性那样强烈，对于早期、多中心乳腺病变应采取全乳切除术。

2. 手术禁忌证

（1）有传染性疾病、血液病、瘢痕增生体质、严重高血压、心脏病、糖尿病等病人。

（2）重要脏器功能不全，不能耐受手术。

（3）已有远处转移。

（4）女性妊娠期内。

（四）乳腺癌的保乳手术治疗

乳腺癌保乳手术治疗改变了乳腺癌外科手术治疗的模式，并且已成为当今乳腺癌手术的主流趋势。

1. 手术适应证

乳腺癌Ⅰ、Ⅱ期具有以下指征：

（1）一侧乳腺单个病灶。

（2）肿瘤位于非乳晕区内，距离乳头 >3cm。

（3）腋窝淋巴结肿大 0 ~ 1 个，质软，可活动。

（4）肿瘤大小与乳房大小存在适当比例，比例越小，术后美容效果越好。

（5）病人有保乳愿望。

（6）具有放疗设备和技术，术中病理诊断为乳腺癌分期Ⅱ期以上，病人全身情况较差，不能耐受全身麻醉及根治手术者，为防止肿瘤溃烂引起的痛苦，可选用保乳手术。

2. 手术禁忌证

具有以下情况之一者，不适宜行保乳手术：

（1）多中心乳腺癌。

（2）乳房明显萎缩变小者。

（3）癌灶位于乳晕中心部位。

（4）肿瘤直径 >3cm。

（5）已有远处转移。

（6）不具备肿瘤分期条件。

（7）不具备放疗条件。

（8）不能耐受术后辅助治疗的高龄乳腺癌病人。此类病人适宜做肿瘤局部切除术。

本章小结

乳腺癌目前仍然是严重影响女性身心健康的恶性肿瘤之一。随着对乳腺癌研究的不断深入，乳腺癌的治疗模式已经由单一手术治疗转变为以手术为主的多学科综合治疗；随着治疗理念的改变和新技术的不断发展，乳腺癌的治疗目标已经由单纯治愈乳腺癌转变为在治愈肿瘤的同时，保持形体美观。

因此，乳腺癌外科手术治疗已经迈上一个新理论、新概念、新技术的新阶段。

无论是经典的乳腺癌根治术，还是早期乳腺癌保乳手术及术中放疗，以及乳腺癌整形保乳手术、局部晚期乳腺癌的切除修复手术，都为我们提供了乳腺癌个体化诊疗的策略。

随着对乳腺癌理论研究的不断进步和深入，新技术逐渐成熟，新的有效药物也不断成熟，必将不断提高乳腺癌的诊治水平和治疗效果，给病人带来更多福音。

后　记

　　本书主编鲁培荣主任医师，将自己四十多年在乳腺外科和整形美容科的临床工作中所积累的丰富经验，特别是对多种乳腺疑难病例的独特的诊治方法，经过一年多认真细致的收集、整理、总结，从中提炼出最精华的部分，编纂成本书，奉献给读者。

　　本书的出版发行，将对医学乳腺专业及乳房整形美容专业的发展产生一定的影响和积极的推动作用；对从事乳腺专业和乳房整形美容专业的医护人员提供借鉴和帮助；为追求乳房美的女士们提供指导和帮助！

　　在本书的编写过程中，有多位同事和同行参与了编写，给予了许多支持和帮助，特别是李娅琳女士按照本书中每个章节的要求，将图片放在最合适的位置上，让每张图片与每个章节的具体内容一一对应，使本书能图文并茂，言简意赅。

　　本书能顺利出版发行，非常感谢广州市新闻出版局樊文宝先生的大力支持；感谢暨南大学出版社张晋升社长的支持和关怀；感谢曾鑫华、彭琳惠两位编辑对本书严谨细致的审读和编辑；感谢周一丹、郑玉婷女士对本书精心印制的把控。

编者

2022 年 10 月